你不可不知的

NI BUKE BUZHI DE SHIWAN GE RENTI ZHI MI

十万个
人体之谜

禹田 编著

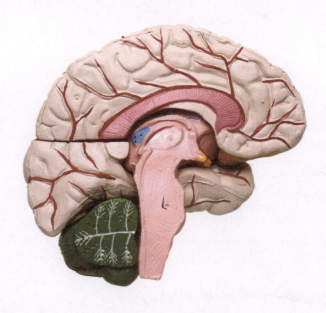

云南出版集团 晨光出版社

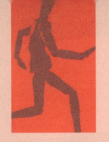

前 言
PREFACE

在这个充满谜团的世界上，有许多知识是我们必须了解和掌握的。这些知识将告诉我们，我们生活在怎样一个变幻万千的世界里。从浩瀚神秘的宇宙到绚丽多姿的地球，从远古生命的诞生到恐龙的兴盛与衰亡，从奇趣无穷的动植物王国的崛起到人类——这种高级动物成为地球的主宰，地球经历了沧海桑田、惊天巨变，而人类也从钻木取火、刀耕火种逐步迈向机械化、自动化、数字化。社会每向前迈进一小步，都伴随着知识的更迭和进步。社会继续往前发展，知识聚沙成塔、汇流成河，其间的秘密该如何洞悉？到了注重科学普及的今天，又该如

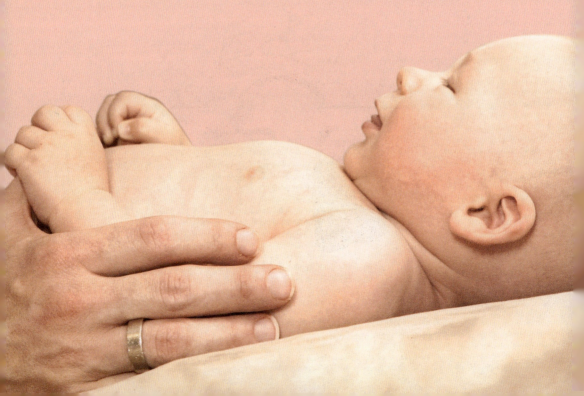

何运用慧眼去捕捉智慧的灵光、缔造新的辉煌？武器作为科技发展的伴生物，在人类追求和平的进程中经历了怎样的发展变化？它的未来将何去何从？谜团萦绕，唯有阅读可以拨云见日。

这套定位于探索求知的系列图书，按知识类别分为宇宙、地球、生命、恐龙、动物、人体、科学、兵器 8 册，每册书内又分设了众多不同知识主题的章节，结构清晰，内容翔实完备。另外，全套书均采用了问答式的百科解答形式，并配以生动真切的实景图片，可为你详尽解答那些令你欲知而又不明的疑惑。

当然，知识王国里隐藏的秘密远不止于此，但探索的征程却会因为你的阅读参与而起航。下面，快快进入美妙的阅读求知之旅吧，让你的大脑来个知识大丰收！

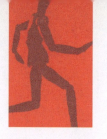

目 录
CONTENTS

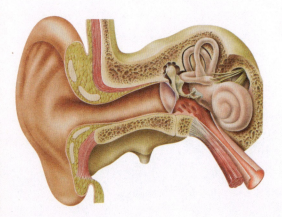

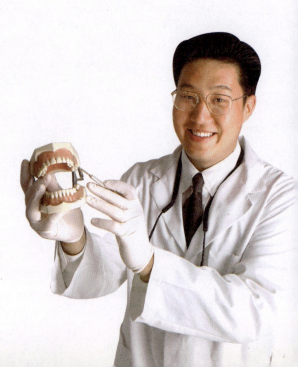

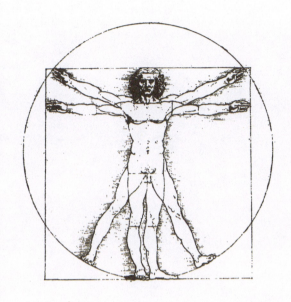

 第三章
生理与行为

 第四章
性别与生命历程

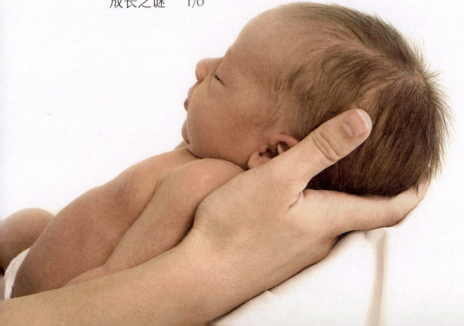

第一章

形体与运动

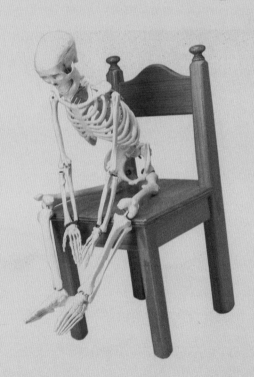

　　人体是由坚硬的骨骼、强健的肌肉、细嫩的皮肤、亮丽的秀发、匀称的形体所构成的，而皮肤、颜面、头发和形体的状态又在一定程度上能反映人体的健康状况。美丽又健康，是人们对自身生存状态的一种追求，也是人类长期进行自我改造的结果。自进化以来，人类一直处于运动之中——直立行走、手脚分工、制作工具等。这些行为不仅改造了人的形体，也展现了人类独有的智慧之美。

皮肤之谜

¹ 人的皮肤有多大、多重？

　　人的身体大小各有差异，但是大多数成年人全身皮肤总面积都在 1.5~2.0 平方米之间。皮肤不光指表皮，还包括毛发、指甲、皮脂腺、汗腺等附属器官。皮肤看着好像很薄、很轻，其实也挺重的。我国成年人的皮肤重量约占身体总重量的 8%，西方人的皮肤重量所占的比例会更大些。

| 皮肤是人体最大的器官，总重量占体重的 5%～15%，厚度因人或因部位而异。

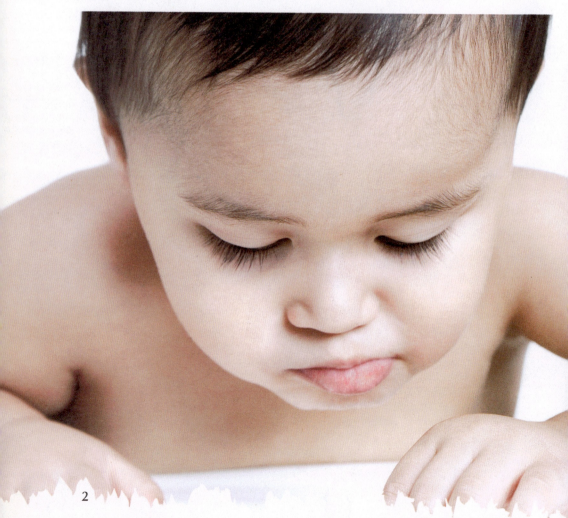

2 人的皮肤有多厚？

人的皮肤厚度在 0.4~5 毫米之间。皮肤的薄厚在不同部位有明显的不同。一般来说，皮肤伸侧比屈侧厚，比如背部比前胸厚，后颈比前颈厚。人身上皮肤最薄的地方是眼皮。

3 皮肤具有什么样的结构？

皮肤由表皮、真皮、皮下组织三部分组成。表皮在皮肤的最外层，外侧是角质层，坚固而有韧性，能抵抗外来摩擦；内侧是基底层，由黑色素细胞和基底细胞组成，其中黑色素细胞产生黑色素，基底细胞不断地进行分裂，产生新细胞。中间层是真皮，内有结缔组织，富有弹性，有丰富的血管、淋巴管、毛囊、皮脂腺、汗腺、神经及肌肉。最里层是皮下组织，由大量的脂肪构成，非常松软，可起缓冲作用。

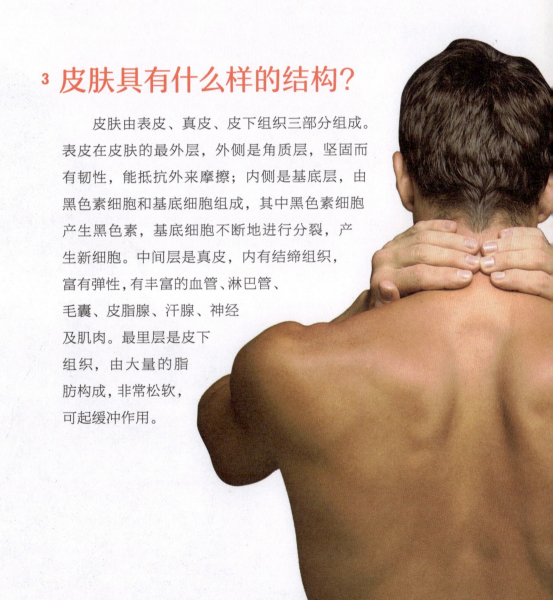

⁴ 皮肤有哪些功能？

　　皮肤就像是一道屏障，保护内部的组织和器官不受伤害和刺激。除此之外，皮肤还可以通过皮下血管扩张、收缩和汗液的增减来调节体温，使人体达到恒温；皮肤还能把接收到的各种信号传递给大脑，让人对冷热、痛痒、软硬、粗糙、光滑等有感觉。

⁵ 人的肤色为什么会不一样？

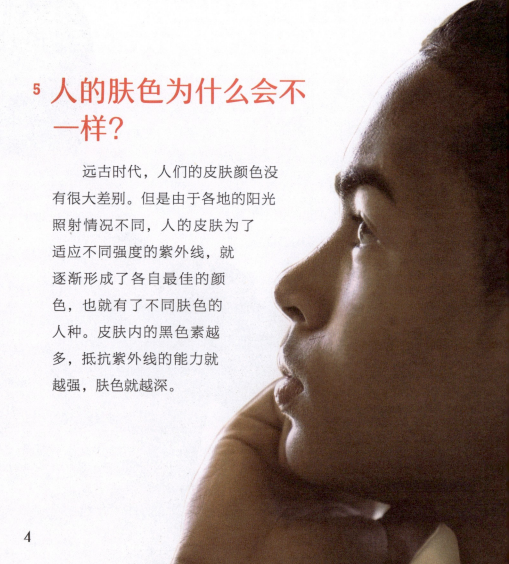

　　远古时代，人们的皮肤颜色没有很大差别。但是由于各地的阳光照射情况不同，人的皮肤为了适应不同强度的紫外线，就逐渐形成了各自最佳的颜色，也就有了不同肤色的人种。皮肤内的黑色素越多，抵抗紫外线的能力就越强，肤色就越深。

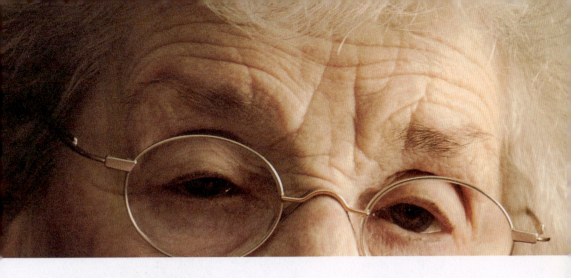

一般来说，黑皮肤出现皱纹较晚，白皮肤出现皱纹较早；男人出现皱纹较晚，女人出现皱纹较早；油性皮肤出现皱纹较晚，干性皮肤出现皱纹较早。

6 皮肤也呼吸吗？

呼吸是指吸入体内的氧气经过血液的运送，到达体内各个细胞，最后将主要成分为二氧化碳的废气排出体外的过程。皮肤会通过毛孔呼吸，但吸气和排气量比起肺呼吸就差远了。皮肤一天吸入的氧气量是肺的 1/80，呼出的二氧化碳量是肺的 1/90~1/65。不过，皮肤吸入的空气很干净。

7 人老了为什么会有皱纹？

人老了，皮肤变皱是一种很自然的生理现象。老年人皮肤中的表皮角质层日渐萎缩，真皮内所含的弹性纤维也在不断减少，所以皮肤表面的小沟和皱襞日益变深，皮肤便出现皱纹了。

8 皮肤受到硬物撞击为什么会发青？

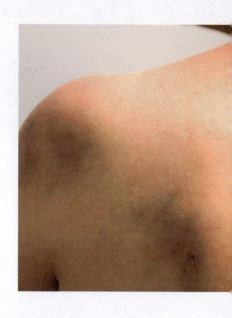

　　如果皮肤不小心受到了碰撞或者摔伤，被撞击部位就可能会发青。这是因为皮肤里有很多毛细血管，毛细血管壁很薄，经不起外界的压力，很容易破裂出血。皮肤没有破，毛细血管里的血不会流出来，就会堆积在皮下，导致皮肤看起来发青、发紫。

9 人为什么会长痣？

　　痣是人体皮肤上生的青色、红色或黑褐色的斑痕或小疙瘩。几乎每个人的皮肤上都有痣，并且在发育期的青少年身上最常见。痣多数是由先天性血管瘤或淋巴管瘤引起的，也有的是因皮肤色素沉淀引起的。

多数的痣是一种良性肿瘤，一般不影响身体健康。

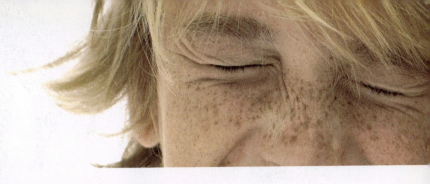

10 为什么有些人会长雀斑？

　　雀斑是皮肤上的棕色斑点，由黑色素所致。黑色素使皮肤和头发有颜色，并保护身体不受阳光中的紫外线的侵害。但是，当黑色素分布不均匀时，就会长出雀斑来。皮肤和头发颜色较浅的人容易产生雀斑，皮肤和头发颜色较深的人由于肤色和发色可以减弱色素的作用，就不易产生雀斑。

11 为什么大多数老年人都长老年斑？

　　人到老年后，血液循环功能下降，新陈代谢减慢，细胞和组织逐渐退化并衰老。如果不注意健康饮食，特别是摄入脂肪过多，当脂肪大量氧化，就会形成一些棕黑色的颗粒，它们不能被排出，大量堆积在皮肤内，便形成了褐色的老年斑。

老年斑大多在50岁以后开始长，多见于高龄老人。

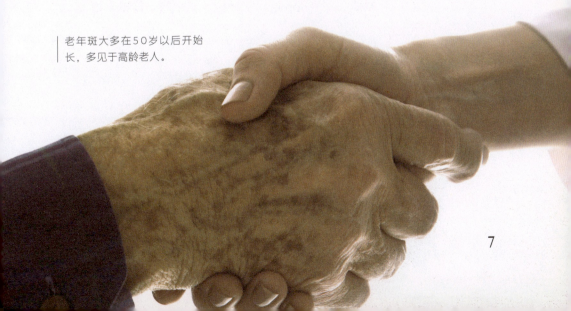

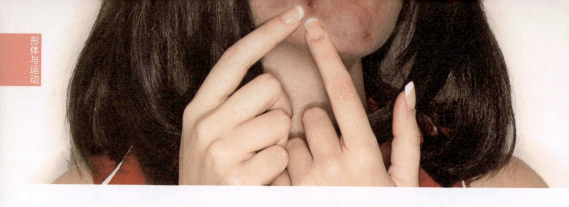

12 "青春痘"是从哪里来的？

"青春痘"在医学上叫"痤疮"。年轻人面孔上的皮脂腺分泌量很大，而皮脂是从皮肤毛囊上的毛孔里排出来的，分泌的皮脂量过多的话，就会使毛孔角质化，在面部形成一个个小疙瘩。

13 为什么皮肤上会有皮屑？

秋冬时分，我们经常会在皮肤上发现一些白色的皮屑，这都是由于皮肤干燥引起的。夏天时，皮脂腺和汗腺分泌旺盛，使皮肤湿润；秋冬时节，人很少出汗，皮肤得不到滋润，就变得干燥了，一些角质层细胞脱落，便形成了皮屑。

14 皮肤特别干燥时为什么不能用肥皂清洗？

皮肤发干是因为天气转凉，皮肤的汗液和皮脂分泌量减少，皮肤血管处于收缩状态，以防止热量散失；或者是由于严重日照和风吹造成的。而肥皂是碱性的，会去除皮肤表面的油脂，破坏表皮的角质层，使皮肤变得更加粗糙和干燥。

15 人为什么会出汗？

汗是由皮肤里的汗腺分泌出来的。汗腺位于表皮和真皮之间，是弯曲的管状腺。人出汗的多少跟汗腺的数量有关。每个人的汗腺数量不同，身体各个部位的汗腺数量也不同。当气温或体温升高时，人体就会通过汗腺排出汗液，来释放热量。

16 出汗多了为什么要喝点盐水？

出汗多时，被汗浸湿的衣服上面会出现白色的印，那些白印就是汗里的盐分。人体细胞的生命活动离不开含有盐分的水。出汗多了，盐分就减少了。所以，出汗多时，应该喝点儿加盐的水，补充身体流失的盐分。

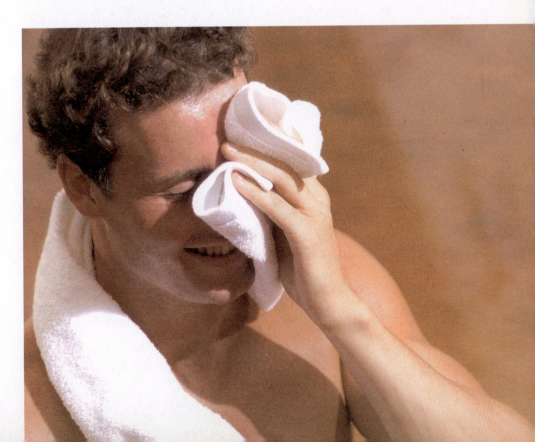

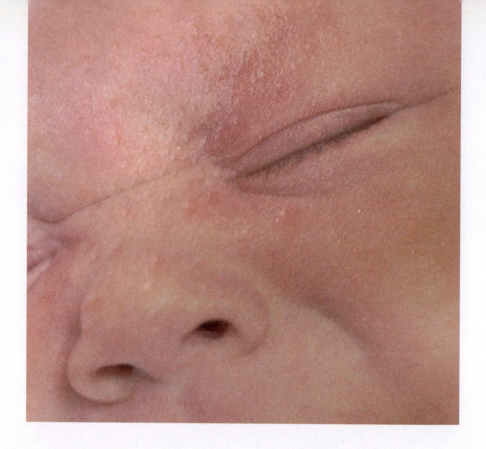

17 夏天为什么皮肤上容易起痱子？

夏天，天气又热又闷，人的身上容易长出痱子。这是因为，人出汗过多，如果汗液排泄不畅，汗珠混杂着皮肤上的污垢，堵在汗毛孔里就好像凝固了似的，使汗腺开口处的皮肤发生了急性炎症，结果就形成了成片的痱子。

18 皮肤遇冷为什么会起鸡皮疙瘩？

当皮肤受到冷空气刺激时，皮肤上的神经末梢"感受器"会立即把这种感觉报告给大脑。大脑为了减少体内热量的散失，就会让竖毛肌收缩，从而导致鸡皮疙瘩出现。毛孔收缩了，人就不会感觉那么冷了。

19 为什么有人生冻疮？

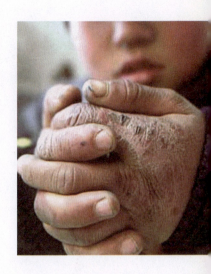

冬天气温比较低时，有些人的手脚会生冻疮。这主要是由于长时间处在寒冷潮湿的环境当中，或者是局部皮肤的保暖工作没有做好。除此之外，生冻疮还与人的身体状况有关。人的身体健康，血液循环旺盛，就不易生冻疮；身体虚弱，血液循环不畅通，贫血，或患有心脏病，就容易生冻疮。

20 为什么冬天手容易裂？

冬天，手容易裂，与天气寒冷有关。冬天气候比较干燥，经常刮大风，手就会很干。干燥的皮肤经不起寒冷刺激，越受刺激越干。这样恶性循环下去，手干燥到一定程度便出现了裂口。另外，有些手裂口也可能是其他因素导致的，例如不会保护皮肤、患有慢性病等。

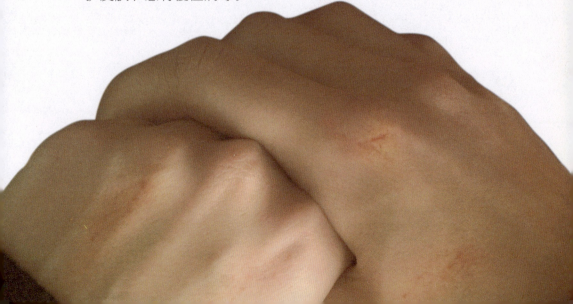

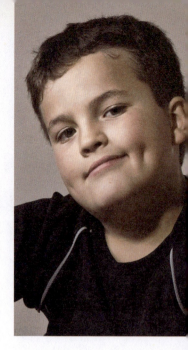

21 为什么有的人有酒窝？

很多动物都会抖动全身皮肤，以驱赶蚊虫，这是皮肤肌在发挥作用。然而，人类的皮肤肌已经大量退化，只保留了脸部的，又称表情肌。有的人表情肌比较丰满，微笑时肌肉间出现了间隙，牵动皮肤，就出现了酒窝。

22 为什么腋下被别人碰触时会痒？

别人碰触你的腋下时，你就会感到痒痒的，可是自己碰却没什么感觉。这是因为自己碰触时，思想上已经有了准备，大脑里形成了兴奋带，痒点就不会受到很大的刺激。相反，被别人碰触时，大脑没有准备，就会觉得很痒。

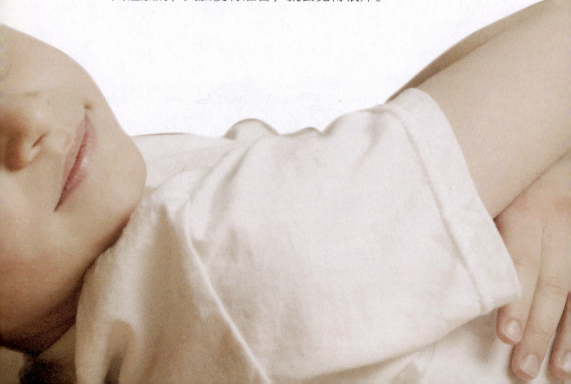

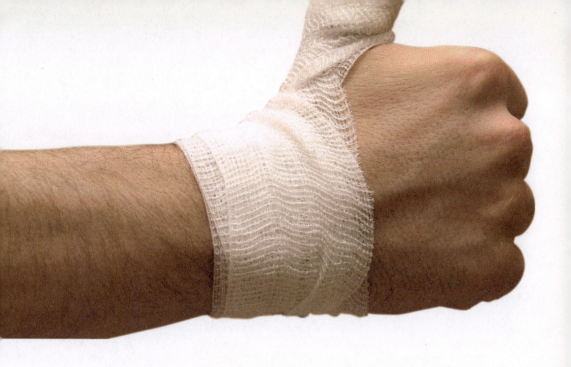

23 为什么皮肤有了伤口不碰也会疼？

　　平时，我们稍微用力碰一下或捏一下皮肤，皮肤只在接触那一刻疼一下，不碰就不疼。有了伤口就不一样了，伤口不碰也会疼。这是因为皮肤中有着丰富的神经纤维和感受器，受伤后神经纤维暴露在外，难免会受各种各样的刺激；伤口肿起来时，会压迫神经；被细菌感染后，细菌会释放出毒素刺激神经。这些都使得伤口不碰也疼。

24 手指为什么特别敏感？

　　在黑暗中行走，要用手指来探路；想知道洗澡水的冷热，也要用手来试温。手在身体的最前方，不仅很灵活，而且用起来方便。因为手部皮肤上的感受器特别多，所以敏感。

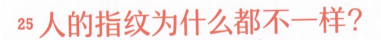

25 人的指纹为什么都不一样？

指纹是指手指肚上皮肤的纹理，由一些不同长短、粗细和形状的纹线构成。指纹由遗传因素决定，而每个人的遗传基因不同，所以指纹也各不相同。可以说，一个人的指纹就是一个人身份的标志，就连双胞胎也不例外，即使后天的一些伤口也不能改变指纹的形状。

26 指纹有什么用？

从人的指纹上能看出一些疾病的迹象，例如，医生可以利用指纹对先天性痴呆儿进行诊断；刑警可以利用人指纹的差异性，来查找凶手，侦破案件。

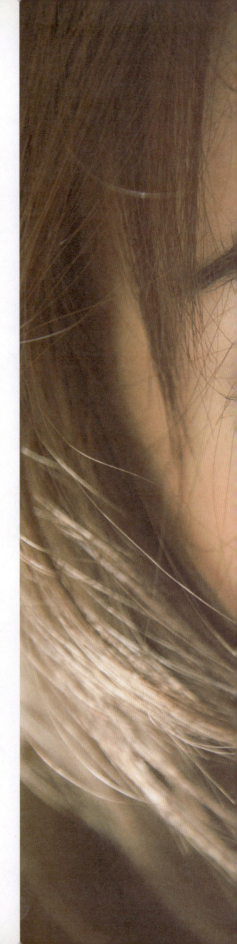

27 人的头发掉了为什么还能长出来?

头发是有根部的,它的根长在头皮下的毛囊里。每个毛囊里通常只长一根头发。如果毛囊没有生病,没有坏死,那么当头发脱落了,很快就会有新的头发从毛囊里长出来。

28 为什么剪头发不疼,拔头发疼?

人类的头发由发根和发干两部分组成,其中在头皮下面的部分被称为发根,由毛囊保护着。毛囊上有神经,将头发连着发根拔起时,神经会感受到,立即反馈给大脑,痛觉便产生了。我们日常剪头发剪掉的是发干部分,它是由一系列没有神经的角质化细胞构成的,因此无论怎么剪也不会疼。

²⁹ 人有多少根头发？

天然的发色不同，头发的数量是不一样的。黑色头发粗细居中，数量大约有 10 万根；金色头发较细，约有 12 万根；红色头发略粗，只有 8 万~9 万根。

³⁰ 头发为什么会有不同的颜色？

世界各地的人头发颜色各异，这是由头发中所含金属元素的不同而决定的。头发是黑色，表明头发中铁和铜的含量大致相等；含钛多，头发就是金黄色的；含铜、铁和钴都多的，头发就是棕红色的。

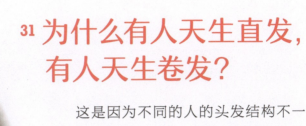

31 为什么有人天生直发,有人天生卷发?

这是因为不同的人的头发结构不一样。横切人的头发,将它放在显微镜下观察,可以发现头发的形状有圆形、卵形、椭圆形等。形状差异是造成发丝卷曲或直顺差异的关键。横切面呈圆形的头发,就会直而粗;横切面是卵形的,头发就呈波浪形,看起来也就是卷发。

32 头顶上为什么会有发旋?

头发都是贴着头皮长出来的,再加上头是圆形的,生长时便会倾斜。由于大多数毛发的倾斜方向一致,头顶处便形成一个旋涡状的空位,即发旋。

17

33 头发的生长速度有多快？

头发是毛发中生长速度最快的，每天可以长 0.2~0.4 毫米，平均每月长 1 厘米，一年大概长 10~14 厘米。但是，头发不可能无限制地生长。一般情况下，头发长至 50~60 厘米，就会脱落再生新发。头发的生长速度也不是绝对不变的，它会受季节、年龄和健康状况的影响。春、夏两季头发的生长速度快，而秋、冬季相对就慢。

34 为什么头发会分叉？

所谓"开叉"，是指一根头发的末端一分为二，有的甚至分成几条细丝。天气干燥、空气质量差、经常烫发染发都会使头发分叉。身体状况不好，头发也容易分叉。长头发末端的细胞排列不紧密，距离发根越远的细胞排列越不正常，因此容易呈现出分叉。

35 人为什么会经常掉头发？

我们在梳头时，经常会发现有头发掉下来。如果掉下来的头发中长的多、短的少，这属于正常的新陈代谢现象。如果短发多于长发，那可能就不正常了。不正常的脱发可能是由外伤或外部刺激引起的，应当注意。

36 为什么有人是秃顶？

先天性秃顶是由于头皮里的毛囊发育受抑制或者毛囊缺少的缘故；后天性秃顶则是因为毛囊下部萎缩或被破坏，使毛发脱落，不再生长。

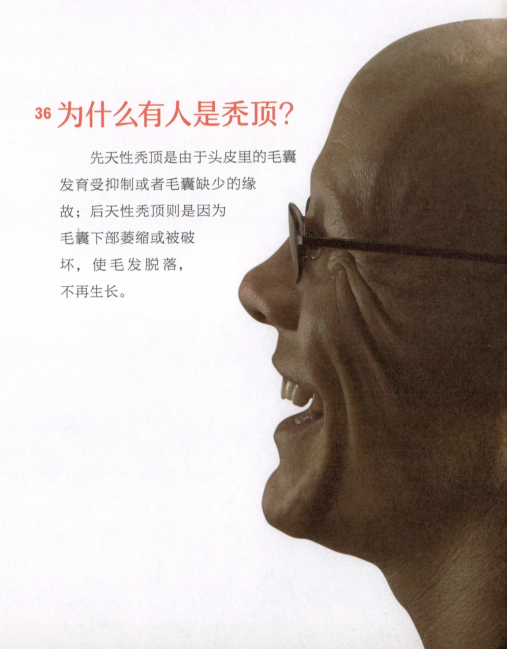

37 为什么有人年纪轻轻就长白发？

　　青年人长白发有两种原因：一种是遗传，一种是生病了。白发的成因十分复杂。头发中黑色素的形成发生障碍，或者已形成的色素在运输中发生了障碍，或者色素被身体里游荡的细胞吞噬而离开毛囊，头发都会变白。

38 人老了头发为什么会变白？

　　每一根头发的毛囊根部都有许多色素细胞。在我们年轻的时候，它们会不断制造出色素，使头发具有那种天然的颜色。但是，随着年龄的增长，会有越来越多的色素细胞死去，于是头发一根又一根地失去颜色，便变白了。

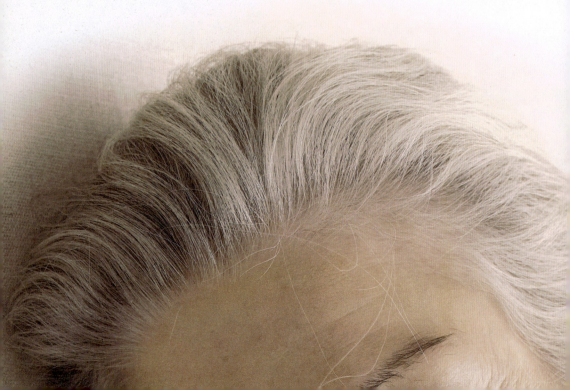

39 为什么能够通过头发诊断病症？

测定头发中微量元素的含量，已成为诊断病症的一个重要方法。头发里含有对人体新陈代谢起着重要作用的微量元素，其含量要比血液里的含量高，因此可以用它来诊断囊性纤维性变、营养不良、少年糖尿病、智力障碍等病症。

40 人身上有没有不长毛的地方？

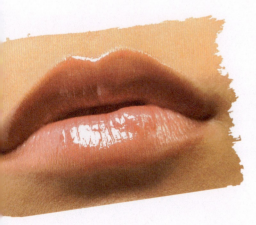

人类身体上看着光秃秃的，好像什么也没长。其实不然，除了手掌、脚心、嘴唇等部位不长毛发之外，身体其他地方几乎都覆盖着看起来非常细小的汗毛，它们的数量可达几百万根之多！

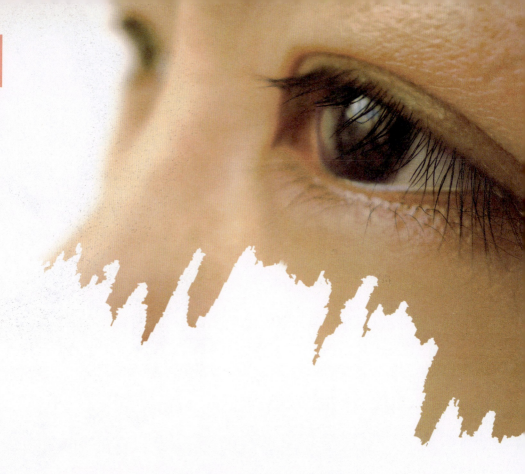

41 睫毛有什么用？

人们常把眼睛比作窗户，那么睫毛就好比窗帘。睫毛具有保护眼睛的作用，既可以防止沙尘吹入眼中，又可以挡住部分强光，使眼睛避免直接受风吹日晒。

42 为什么有的人睫毛向里倒长？

有些人的睫毛向内倒长，医学上称"倒睫毛"。导致倒睫毛的原因很多。得了沙眼和年老肌肤松弛都会引起倒睫毛，这会对眼球造成伤害，应该进行治疗。有些婴幼儿由于脸庞短胖，眼皮脂肪较多，睑缘较厚，也容易出现倒睫毛。

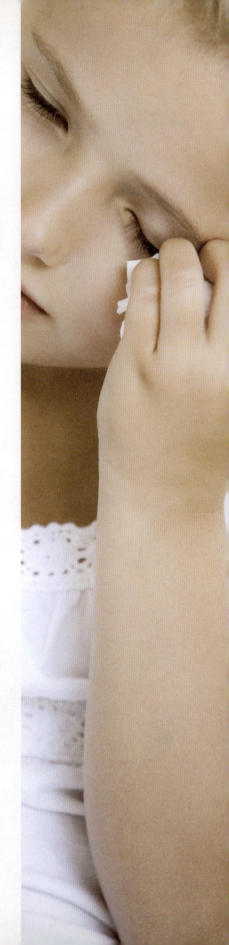

43 人为什么会长眉毛？

眉毛是生在眼眶上缘的毛。眉毛也和睫毛一样对眼睛有保护作用。眉毛相当于眼睛的"门框"，它不但能挡住从额头上流下来的汗水和雨水，还能防止眼睛上方的灰尘直接落入眼中。

44 眉毛为什么不能长得像头发那样长？

眉毛和头发都是人身上的毛发，可是眉毛却不会长得像头发那样长。原来，眉毛有生长期和休止期，不过它的生长期极短，也就是刚长出来没多长就停止生长了，然后进入一段漫长的休止期，不再生长。

指甲之谜

⁴⁵ 指甲为什么剪完还会生长？

　　头发长到一定时间便会脱落更新，指甲则是连续不断地生长，而且剪完了还会长出来，总也剪不光，这是因为指甲需要时刻保护人的手指。指甲是一种角蛋白，人体不断进行着新陈代谢，角蛋白便跟着源源不断地产生，因此指甲（包括脚趾甲）会不断生长。

⁴⁶ 为什么指甲剪掉了不觉得疼？

　　构成指甲的角蛋白都是一些死亡的细胞，而且指甲上没有肉、血管和神经，所以剪指甲时人不会觉得痛。指甲长了，里面会有很多脏东西，我们应该经常剪指甲。

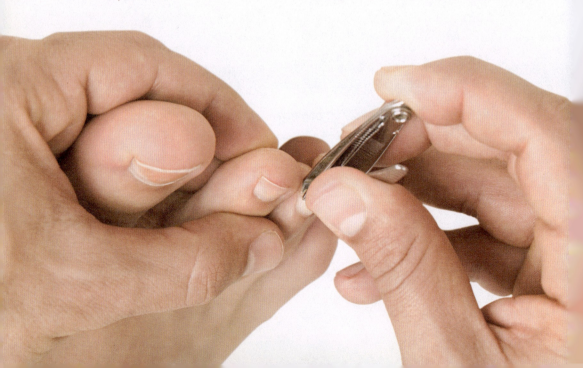

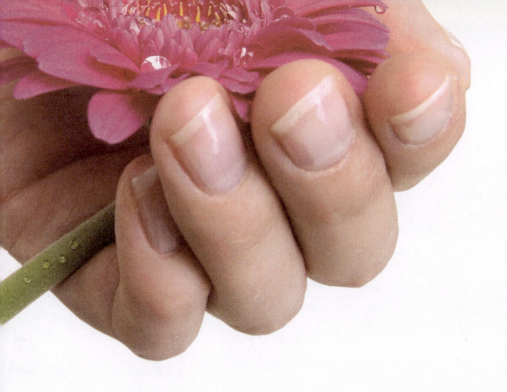

47 手指甲和脚趾甲哪个长得更快些？

我们都知道，剪手指甲的频率要比剪脚趾甲的频率高，可见手指甲长得要比脚趾甲快些。据测定，一般情况下，手指甲每天长 0.1 毫米，脚趾甲每天长 0.05 毫米。

48 指甲的生长速度会受到外界因素影响吗？

不同的人，指甲生长的速度各不相同，这其中受很多因素影响。夏秋季节，人体新陈代谢旺盛，指甲生长得会快些。指甲经常受到摩擦或者手指经常运动，指甲也会长得快。就连同一只手，不同手指的指甲的生长速度也不一样。

骨骼与形体之谜

49 人体有多少块骨头？

骨头是人体内坚硬的组织，它的主要成分是碳酸钙和磷酸钙。成年人体中有206块骨头，它们各自有不同的分工。其中最长的是腿部的股骨；最小的是耳朵内部的镫（dèng）骨，小到只有在显微镜下才能看清楚。

50 人体骨骼有什么用？

人体骨骼包括颅骨、躯干骨和四肢骨等。它们像支架一样，支撑着人体，使人能够站得稳，保持人的形体。骨骼还能保护体内的组织和器官。例如，颅骨保护脑组织，胸骨保护心肺。骨头与关节、肌肉协同工作，可以使人完成各种动作。另外，骨头中的骨髓，还具有重要的造血功能。

51 人的骨头都一样多吗？

　　成年人骨头的数量比婴儿的少。成年人的骨头是 206 块，初生婴儿的骨头可以达到 305 块，儿童的骨头约为 217~218 块。这是因为，在成长过程中，一些骨头会渐渐结合在一起变为一块。

52 骨头为什么既坚硬又具有韧性？

　　这与骨头的结构和物质组成有关。剖开骨头可以看到：外部坚硬无比，为骨质；骨头中间呈半空心状，为髓质。使骨头既坚硬又具有韧性的部分是骨质，它是由约 50% 的水、15.75% 的脂肪、12.4% 的有机物（骨胶质等）和 21.85% 的无机物（钙、镁、钠、磷等）组成的。无机物使骨质坚硬；有机物则好像钢筋，组成了网状结构，层次紧密地排列在一起，使骨具有韧性。

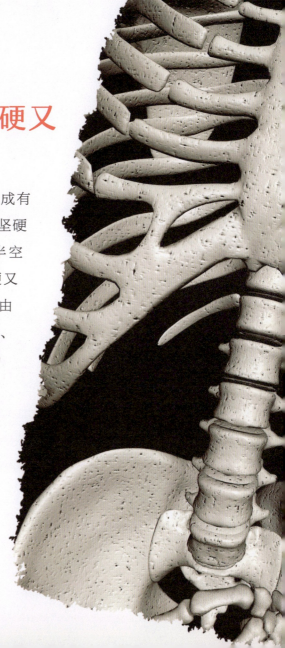

53 脊柱有什么作用？

脊柱位于背部的中央，形状像柱子，由33块椎骨构成，中间有椎管，内有脊髓。脊柱分为颈椎、胸椎、腰椎、骶骨、尾骨5个部分。脊柱非常重要，是人体背部的主要支架，能够支撑身体，还能保护脊髓。

54 人体的哪块骨头最活跃？

在人体所有骨骼中，要属下颌骨最为活跃，它位于口腔下部，即我们所说的下巴。下颌骨要经常完成吃饭、说话等一系列重要的动作，不仅活动频繁，而且意义重大。

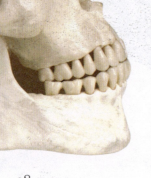

55 头部的骨头会变形吗？

成年人的头部如不受外力的撞击，是不会变形的，但对于婴儿就不同了。婴儿头部的骨头很软，睡觉的姿势就能够改变头部的形状。所以，妈妈要经常帮助宝宝翻身，以免把宝宝的头部睡成畸形，有碍美观。

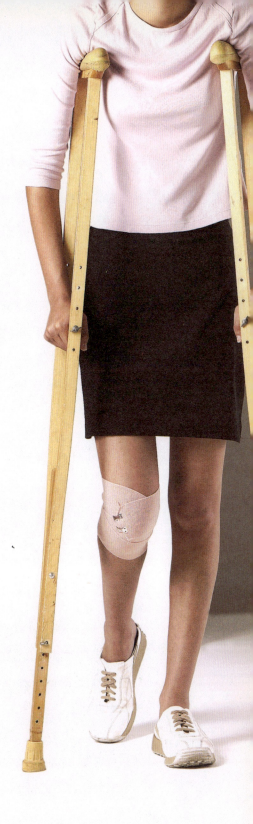

56 老年人为什么容易骨折？

儿童的骨头很柔软，但随着年龄的增长会日渐变粗变硬；成年人的骨头比较坚韧；老年人的骨头却是又硬又脆。原来，人进入老年后，骨骼里的钙质流失严重，导致骨密度下降、骨脆性增加，所以老年人的骨头就容易骨折了。

57 骨头折断后为什么能重新长好？

每根骨头表面都覆盖一层很薄的膜，称为骨膜。当骨头折断后，骨膜组织中的细胞就活跃起来，不断产生新生骨。新生骨由少到多，最后像架出了一座桥一样，跨越骨折断端，骨头也就愈合了。

58 关节有什么用？

关节是人体进行运动的枢纽。如果没有关节连接着身体中所有的骨骼，我们就会成为一堆散了架的骨头。人体有很多关键关节，如肩关节、肘关节、腕关节、髋关节、膝关节和踝关节等。就好像轴承一样，有了关节，我们就可以做出伸展、旋转等各种动作。

59 为什么掰手指的时候关节会响？

人掰手指的时候能发出响声，是因为指关节的关节腔中有关节液。掰手指时，关节液瞬间从关节腔的一端移动到了另一端，产生脆响声。其实，不仅是手指，其他的关节也会发出这种响声，比如坐的时间长了，伸个懒腰，就可以听到关节发出"咔咔"声。

关节即为骨与骨之间连接的地方，能活动的叫活动关节，不能活动的叫不动关节。人体大部分关节像肩、肘、腕、髋、膝等关节都是活动关节。

60 为什么大多数人习惯用右手？

在日常生活中，人们大都习惯用右手劳动、写字、拿筷子、提东西等，据统计，有95％～98％的人习惯用右手。其实，这一习惯是人类在长期劳动中逐渐养成的。早在石器时代，人们在同野兽搏斗时，会本能地用左手护住胸部左侧的心脏，而用右手握着武器冲向野兽。渐渐地，人们习惯于使用右手。后来，这种后天习惯就变成了先天遗传。

61 人的大拇指为什么只有两节？

大拇指的这种结构是人类适应自然的结果，这样可以很好地配合其他4根手指完成抓、握等动作。如果只有一节，就会不灵活，没办法与其他手指配合；如果是三节，虽然灵活了，但力量却不够了。所以，大拇指只有两节才最合适。

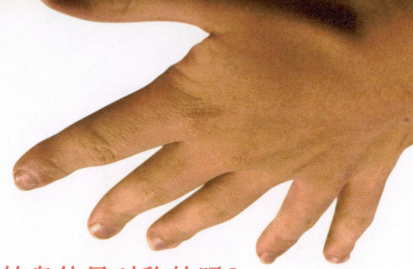

⁶² 人的身体是对称的吗？

人体大致看来是对称的，两只眼睛、两只耳朵、两只手……但如果仔细观察一下，你就会发现它们并不是完全对称的：可能一只眼睛圆些，另一只眼睛扁些；一只耳朵高，另一只耳朵低；一只手大，另一只手小。

⁶³ 为什么有的人有 6 根手指？

有的人长了 6 根手指，还有的人是长了 6 根脚趾。多指（趾）是一种肢体畸形病，主要与遗传和环境有关。多指（趾）的治疗很容易，只要请外科医生切掉多余的指或趾即可。

⁶⁴ 两只脚的作用是一样的吗？

左脚和右脚在形状上没什么大的区别，但在功能上却存在一些差别。大部分人主要是以左脚支撑身体，经常用右脚来做动作。例如，铁饼运动员在掷铁饼时，多是以左脚为轴，将右脚旋转，使身体转起来。

65 为什么说脚是人体的"第二心脏"？

之所以这样说是因为脚同心脏一样，对血液循环起着至关重要的作用。由于双脚距离心脏最远，再加上重力的作用，血液从心脏流向双脚较为容易，而脚部血液流回心脏则相对较难。因此，脚部血液必须凭借脚部肌肉正常的收缩功能，才能使积存废弃物的静脉血经由毛细血管、小静脉、静脉流回心脏。所以说，脚部如同人体的"第二心脏"，其肌肉收缩功能的好坏决定着末梢循环的状态。

66 脚上为什么会有足弓？

大多数人的脚底不是平的，而是内侧部位向上隆起，形成一个弓状，这就是足弓。足弓配合肌肉的收缩力量和韧带的作用，可以平衡体重，使人站立时轻松些。足弓还可以增加脚底的弹性，在发生意外时减少身体震动，尽量使脑等器官不受损伤。

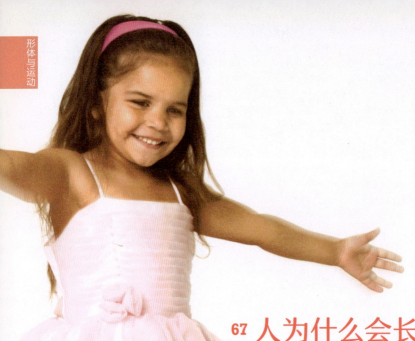

67 人为什么会长高？

人之所以能长高，是因为骨骼能够生长。骨头的两端是软骨，软骨在人生长发育时会不停地生长，然后再进行骨化，长成骨头。骨头的这种直线生长方式，就表现为身体的长高。成年以后，软骨停止生长，人就不再长高了。

68 人在一天中的身高为什么会不同？

人的身高在一天中会发生变化。傍晚，人经过一天的活动，全身的肌肉、关节和韧带都处于压缩状态，身高就会矮些。经过一夜的休息后，第二天清晨，身体得到放松，身高就会高些。

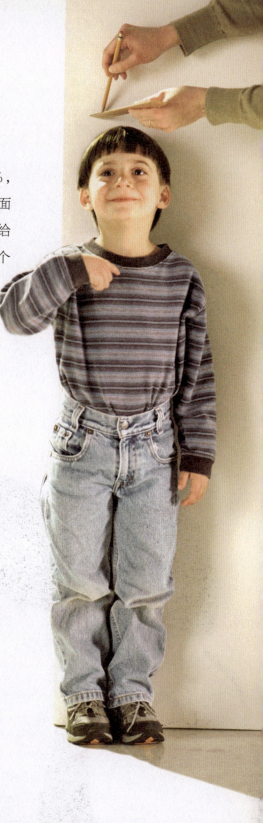

⁶⁹ 人长多高最合适？

研究表明，身高每增加 5%，
体重就要增加 16%，全身皮肤的面
积就会增加 10%。太高的个子会给
身体的血液循环带来困难，所以个
头太高的人的健康状况往往
不如正常身材的人。一些学
者认为，人类身高在 1.68 米
左右最为理想。

⁷⁰ 人老了为什么会
变矮？

人到老年时，身高会比
年轻时矮些。这是因为当人
年纪大了，占了约人体身长
一半的脊柱中的各个椎骨间
的空隙会变小，而且老年人
的肌肉还会萎缩，使脊柱变
弯曲，所以老年人就变矮了。

71 青少年为什么容易驼背?

青少年正处于生长发育阶段,骨骼还没有长成。这时的骨骼很有韧性,可塑性很大,非常容易弯曲变形。如果平时不注意坐立姿势,就会驼背,长大后会很难矫正。

72 驼背对人体有哪些害处?

驼背会影响人的形体美观,还会影响心肺等重要内脏器官的发育。有些驼背的青少年,运动起来很容易疲劳,肺活量较小,心血管功能和血液循环受到妨碍。为了防止脊柱弯曲,必须从小保持良好的站姿、坐姿。

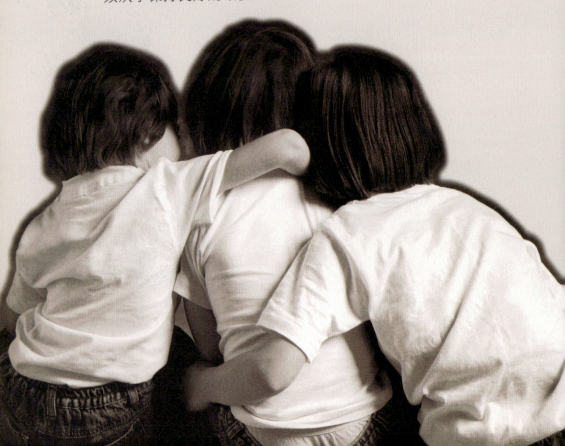

73 肌肉有什么作用？

　　肌肉是人体的一种组织，由许多肌纤维集合构成。人类的一切运动，如跑步、跳绳、看书、吃饭、拿东西以及心脏跳动、肠胃蠕动等，都要有肌肉参与才能完成。没有了肌肉，人体无法执行大脑发出的运动指令，便不能活动了。

74 人身上有多少块肌肉？

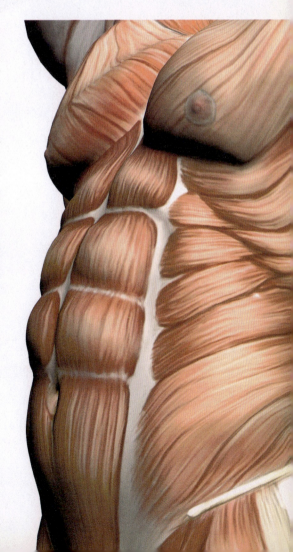

　　人体共有 600 多块肌肉，它们大小、长短不一，可以分为骨骼肌、心肌、平滑肌三大类。其中骨骼肌是听从大脑指挥的肌肉，要它用力就用力，要它停就停；心肌和平滑肌则不受大脑控制，它们会根据身体的需要，按自己的规律活动。

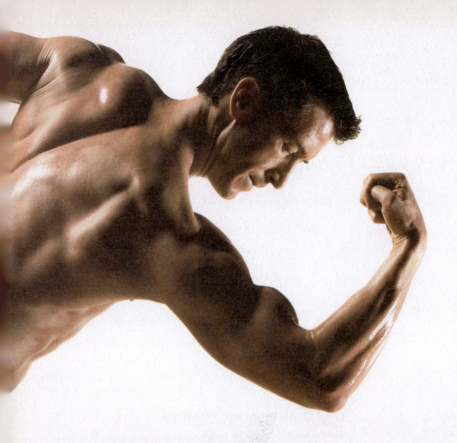

75 为什么运动员的肌肉比较发达？

　　运动员的肌肉比较发达，这是他们经常锻炼的结果。经常运动的肌肉新陈代谢快，使肌纤维增粗、增长，毛细血管数量增多，所以肌肉质量增加，肌肉就发达了。

76 突然剧烈运动后，肌肉为什么会发酸？

　　平时很少运动，如果突然进行剧烈的运动，血液的供氧能力就显然不够了。肌肉细胞为了获得足够的能量，不得不采用无氧呼吸的方式来分解营养物质，制造能量，这样就会生成大量乳酸。由于乳酸大量堆积，刺激神经，所以就有了酸痛感。

77 抽筋是怎么回事？

有时候，身上的某块肌肉会突然收紧，拧成硬块状，并疼痛异常，这便是抽筋，医学上称痉挛。小腿和脚趾的肌肉抽筋最常见。抽筋主要是因为肌肉疲劳，或者是运动时出汗过多，导致体内的盐分缺乏而引起的。身体遇到冷的刺激时，也会抽筋。

78 脂肪有什么用吗？

脂肪既柔软又有弹性，分布在身体的各个部位，保护身体免受伤害。储存在身体里的脂肪既可以御寒，也可以转化成热量。但如果脂肪过多，就会影响肌肉的结实性，还会导致其他疾病发生，对健康不利。

79 常运动的人停止运动后为什么会发胖？

经常运动的人，身体各方面的机能都会很好，胃口大，消化和吸收能力很强，新陈代谢活动旺盛。尽管身体吸收的营养物很多，但大都用于补充运动时身体所消耗的能量和维持各器官的旺盛活动。一旦停止了运动，胃口和消化能力没变，能量消耗却大为减少，于是过多的营养物就会转化成脂肪储存起来，人自然就变胖了。

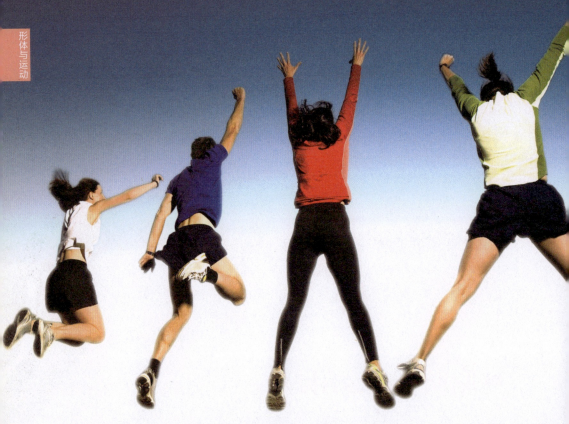

80 人体靠哪部分进行活动?

人体做任何活动都离不开骨骼和肌肉。只有肌肉和骨骼在关节上共同作用,才可以产生不同方向的动作。大块的肌肉为人体提供推、拉和举的力量,小块的肌肉则专门负责完成细小、精密的动作。

81 走路时双臂为什么要交替摆动?

手臂交替摆动主要起着协调和平衡的作用。人行走的时候,重心会不断移动,人体要不断地进行协调,以防止失去重心而摔倒。双臂交替摆动,可以调节身体重心,使走路更稳当。

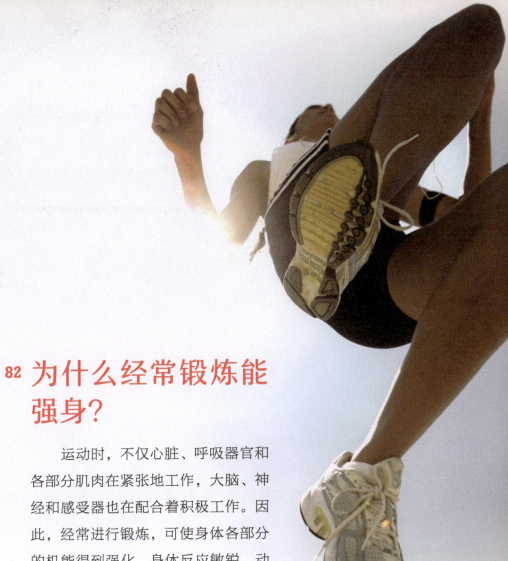

82 为什么经常锻炼能强身？

运动时，不仅心脏、呼吸器官和各部分肌肉在紧张地工作，大脑、神经和感受器也在配合着积极工作。因此，经常进行锻炼，可使身体各部分的机能得到强化，身体反应敏锐，动作灵活而协调，身体耐受力增强。

83 为什么经常锻炼有助于长高？

人的身高虽然主要受遗传因素影响，但是体育锻炼也会使人长高。人体长高主要是下肢骨生长。人在儿童或青少年时期经常参加体育锻炼，骨骼组织里的血液供应充分，新陈代谢旺盛，从而促使骨质增长，骨加长。

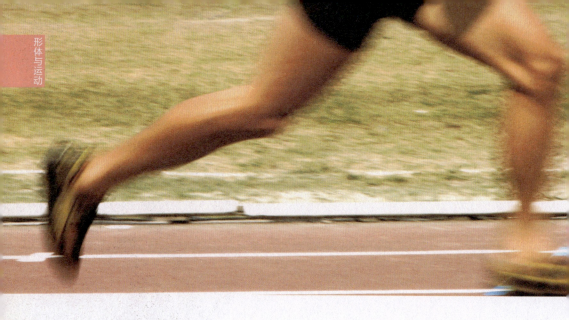

84 赛跑到了终点为什么还要再慢跑一阵？

跑动的时候，为了把充足的氧气和养分供给激烈运动的下肢，下肢的血流量会大大增加。这时，如果立即停住站立不动，肌肉的节律性收缩突然停止，血液会因为重力的缘故大量积聚在下肢，脑部就会因暂时供血不足而无法正常工作，人便会晕倒。因此，跑完之后一定要再慢跑一会儿。

85 剧烈运动后为什么不能立即用冷水冲澡？

刚做过剧烈运动，皮肤内的血管会扩张，血液流得特别快。如果为了凉快些，立即用冷水冲澡，皮肤内的血管就会突然收缩，这将阻碍血液循环，加重心脏负担，使已经疲劳的心脏和肌肉更加疲劳。

86 人刚吃完饭为什么不能立即运动？

人吃完饭，胃就开始消化食物，血液会大量流向胃部，为胃部提供充足的氧气和能量，同时把从胃肠得到的养分运送到身体其他各部位。这时如果运动，血液会转而大量流向肌肉，帮助肌肉完成运动，这样就影响了胃的消化功能，会导致消化不良。

87 为什么人喝醉了会走路不稳？

我们平时走路、运动都能行动自如，这是由小脑和位于耳朵内的平衡器官——半规管来调节的。酒里含有酒精，它会麻醉神经，使人反应变迟钝。由于调节平衡的节奏慢了，所以醉酒的人走路便会东倒西歪很不稳。

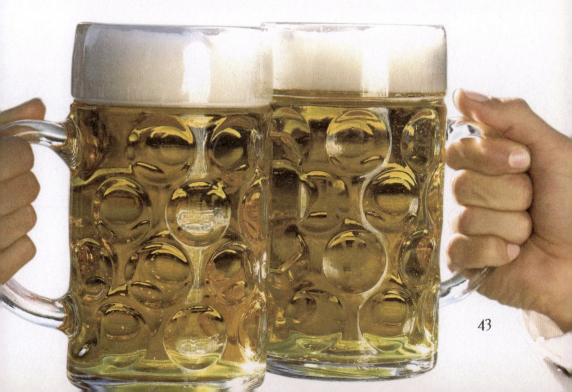

第二章

智能与感官

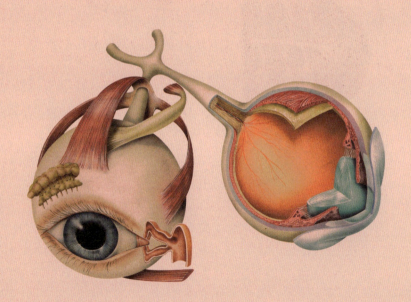

　　你知道吗？智能与感官是大自然赋予人类的珍贵礼物，使人类能在生命群体中脱颖而出。主宰智能的是大脑，它就像一个小宇宙，借助各种感官信息和神经反应，创造出一个虚幻的思想王国。除此之外，大脑中还有许多谜团，例如，有关生与死、意识、睡眠、幻觉、记忆等问题，一直困扰着人们，等待人们去破解！

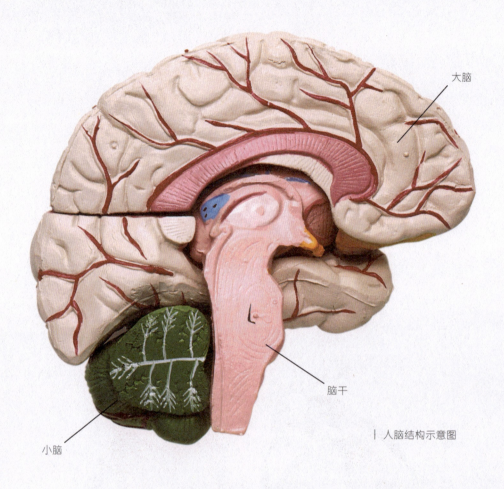

大脑

脑干

小脑

| 人脑结构示意图

88 人脑是由哪些部分构成的？

脑位于头部的颅骨内，占了颅骨内腔的大部分空间。成年人的脑重约占体重的 2%，即 1.2~1.6 千克。人脑是由大脑、小脑和脑干三大部分构成的，其中大脑是最复杂、最大的一部分，也是最核心的部分。脑的各部分都有着严格的分工，分管着人体的各项生理活动和行为。

89 脑是如何被保护起来的？

首先，颅骨将脑与外界隔离开，保证脑不会被硬物撞到、不受污染等。另外，脑与颅骨之间有脑膜和脑脊液，它们保护着脑，使脑不会与颅骨发生碰撞，避免受到震荡。

90 为什么说大脑是人体的司令部？

人们常常把大脑比作全身的司令部，也就是指挥中心，这是因为人自身的一切活动都是在大脑的指挥和控制下进行的。大脑看起来有点像核桃仁，体积很大，占据了脑的大部分。它分为左、右两个半球，中间由胼胝（pián zhī）体联结。覆在大脑半球表面的那部分叫大脑皮层，它不仅是人体运动和感觉的"司令部"，而且是产生思维和意识活动的地方。

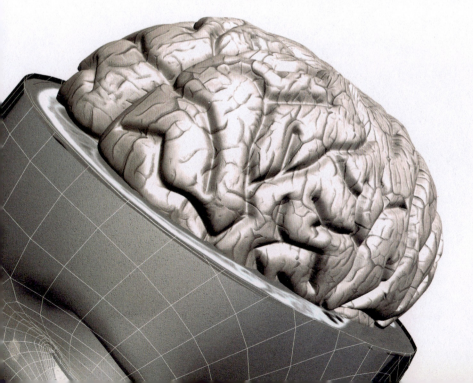

91 大脑有分工吗?

　　科学研究表明，大脑的左右两部分似乎有各自独立的系统。一般来说，右半脑在图形感知、空间认识和音乐、美术等方面的学习有较强的能力，左半脑则在语言、书写、分析、计算等方面担负主要责任。

92 男人和女人的大脑有区别吗?

　　科学家研究发现，大部分男性的右脑比较发达，女性则是左脑比较发达。由于男性和女性的左右脑发达程度有差异，所以男性的左眼和左耳较敏感，女性则是右眼和右耳要灵敏些。

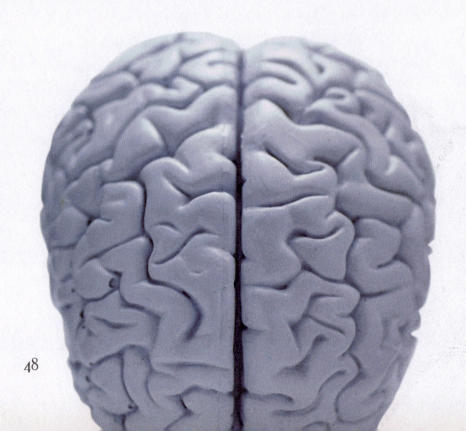

93 为什么要以人脑的死亡来确定生命的终点？

当人的心跳、呼吸停止后，大脑皮层仍能耐受 5~6 分钟的缺氧时间，如果及时抢救，人脑仍有可能恢复功能。但当大脑、小脑和脑干的功能完全丧失，并已发生不可逆转的改变时，人就真的死亡了。所以，应以脑的死亡来确定生命的终点。

94 为什么说脑干是人体的生命中枢？

脑干上承大脑半球，下连脊髓，呈不规则的柱状，由延髓、脑桥、中脑三部分组成。脑干的功能主要是维持个体生命活动，包括维持心跳、呼吸、消化、体温、睡眠等重要的生理功能，因此被称为人体的生命中枢。脑干受损往往会造成生命危险。

当人意识不清时，脑干仍能维持人体基本的生理行为，所以植物人能一直活下去。

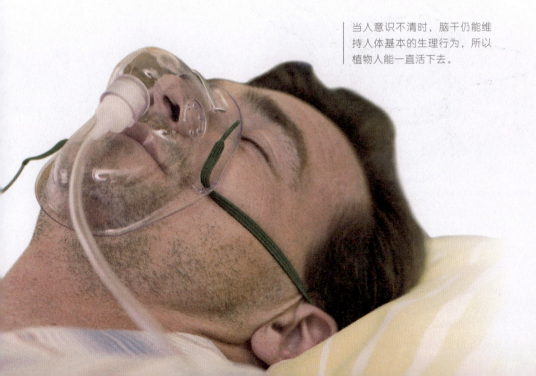

95 脊髓是干什么用的？

脊髓是人体的中枢神经，位于脊柱内，两旁伸出许多成对的神经，称脊神经，分布到全身各处。脊髓同脑一样重要。脑是司令部，它传达的命令到脊髓后，脊髓再把命令告诉神经，神经再让肢体各部分执行具体的动作。身体各部分收集到的感觉也是由神经传到脊髓，再由脊髓传到大脑的。所以说，脊髓是神经与大脑的连接中转线。

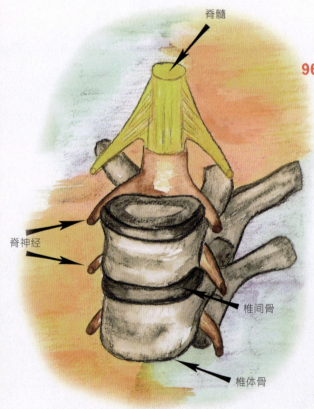

脊髓

脊神经

椎间骨

椎体骨

96 人体是怎样听指令行动的？

人体的一切活动都是由神经系统控制的，其中脑是控制中枢，负责汇集、处理信息并发布指令。由脑发出的 12 对神经，与由脊髓发出的 31 对神经一起，同人体内部的各个器官以及肌肉产生联系，使它们都在脑的统一指挥下接受身体内外的情报，执行脑的命令。

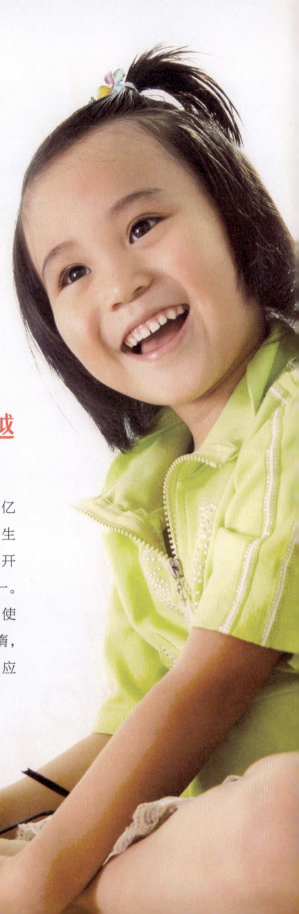

97 为什么说脑子越用越灵？

人的大脑皮层约有 140 亿个神经细胞，但普通人在一生中只用到 10 亿个细胞，被开发利用的部分还不足十分之一。多用脑可以开发脑的空间，使脑子越用越灵；如果思想懒惰，不愿多用脑，人就会变得反应迟钝。

98 脑容量大就聪明吗?

　　人的脑容量大于大多数动物的脑容量,因此人比动物聪明得多。但是脑容量的大小并不能完全决定聪明的程度,还要看"质量"。同样脑容量的人智商高低有很大差别,脑容量小的人中也有智商很高的人。

99 聪明是与生俱来的吗?

　　很多孩子从小就很聪明,学起东西来非常快,感觉他的聪明好像是与生俱来的。但实际情况并非如此,孩子现在具有聪明的潜质并不代表他将来也会很聪明。要想将聪明的潜质激发出来,还需后天的努力。只要发挥特长,坚持不懈地刻苦学习,多动脑筋,智慧的光芒自然会绽放出来。

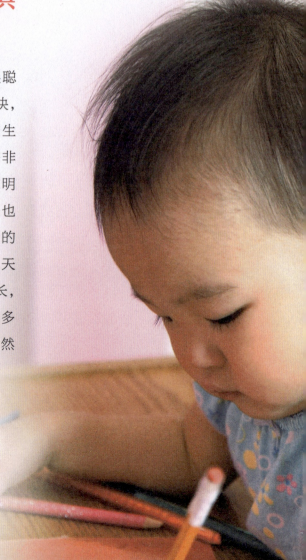

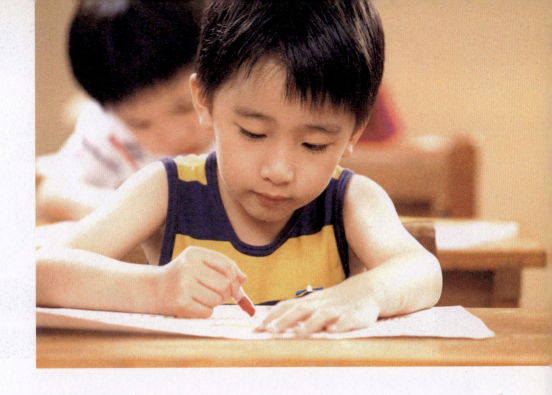

100 人的思维速度有多快?

　　人们常用"灵机一动,计上心头"来表现人的思维敏捷,但是有科学家发现,大脑的思维速度是有限度的。一般认为,思维信息传递的速度大约为 250 千米／小时,低于电话、广播和光的速度。思维的快慢与平时的锻炼有关,多思多想的人常常思维敏捷,对事物的反应必然快得多。

101 记忆是怎样形成的?

　　记忆是建立在条件反射的基础上的,我们对没听过或没见过的事物是不会建立记忆的。大脑接触到外界信息以后,就开始"识记",然后在脑中保存下来,形成记忆。人脑的记忆能力很强大,所储存的各种信息相当于美国国会图书馆的 50 倍,即5 亿本书的知识量。

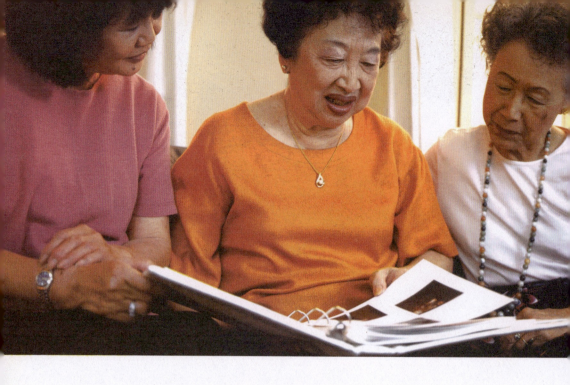

102 记忆力下降的老年人为什么对往事记得特别牢？

老年人虽然很健忘，但对年轻时发生的事情却记得特别牢。这是因为年轻时的细胞能力强，形成的记忆很牢固；年老时大脑皮层仍在活动，它会反复打开年轻时的记忆，因此会对往事难以忘怀。

103 为什么有时会忘事？

这与记忆的时效有关。人的记忆有长短之分，"长时记忆"能保持很长时间，甚至是终生；"短时记忆"却很短，往往只能保持几秒到几个小时。我们时常会忘事，是因为大脑在处理海量信息时大多采用"短时记忆"，而某个信息如果不经过反复或记忆强化，就很容易消失，从而被大脑忘却。

104 为什么人有时能"一心二用"？

　　人体任何复杂的感觉都是建立在视觉、听觉、味觉、嗅觉、触觉这 5 种基本感觉的基础上。不同的感官可以同时工作，即可以"一心二用"，例如，边看电视边听音乐，边吃东西边闻香味。但是当用相同的感官同时做两件事时，注意力就会被分散，大脑工作效率会下降，例如边看书边看电视。

105 为什么长时间做一件事会无法集中精神？

　　人体内的最高统领是大脑皮层。为了防止大脑过度疲劳，大脑皮层会自动进行调节，就是从兴奋状态转变为抑制状态，即对同一刺激不连续起反应。所以，做一件事情久了就会无法集中精神。

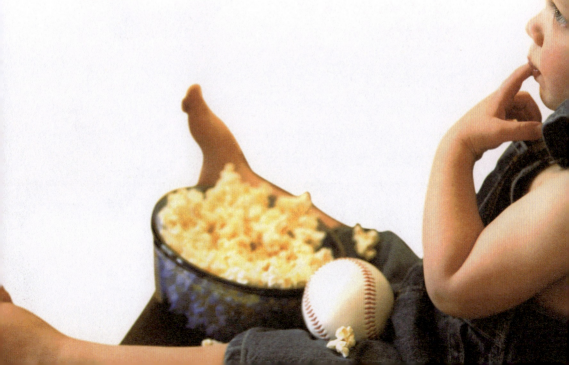

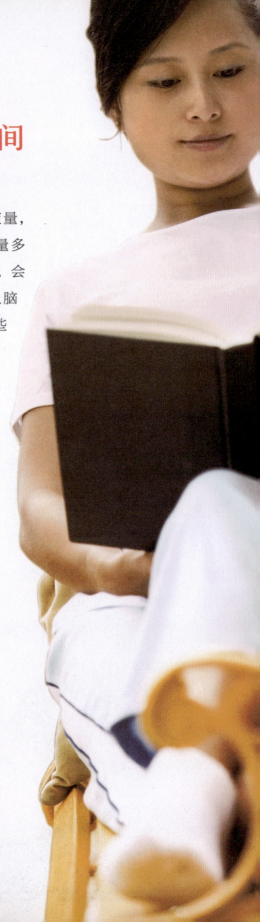

106 为什么连续长时间看书会头昏？

　　大脑在工作时所需的血液量，要比肌肉工作时所需的血液量多15~25倍。看书时长时间用脑，会使脑部积存血液过多，再加上脑细胞代谢累积了大量废物，这些都会导致脑袋产生昏沉感。

107 为什么早晨容易背书？

　　俗话说"一日之计在于晨"，如果在早上读书，就很容易记牢。这是因为大脑经过一夜的休息，昨日的疲劳已完全消失，在早晨很容易进入兴奋状态，这时背书就比较容易记住。

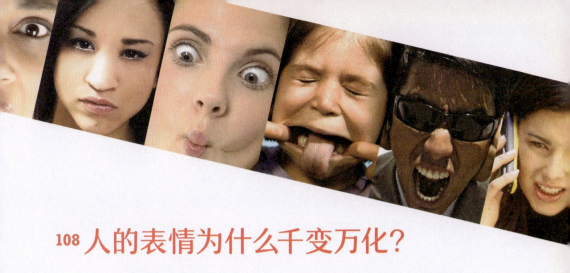

108 人的表情为什么千变万化？

表情是受情绪牵动而产生的一种神经反射。人脸部有几千条肌肉，再加上人有着丰富的情感，并且思想活动复杂多变，这使得人的表情千变万化。人的表情大致分为 6 种：厌恶、愤怒、悲伤、惊讶、害怕、高兴。如果细分的话，可达 7000 种以上。

109 人情绪波动时，脸为什么会变红或变白？

人脸部的皮肤下面有很多血管，它们的一举一动都与人的行为和情绪有关。当人生气、伤心、害怕时，血管便收缩，脸就会变白；当人心情愉悦或害羞时，血管便扩张，脸就变红了。

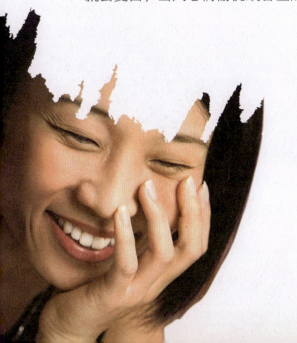

57

110 为什么笑对人的身体有益？

笑本身就代表着心情愉悦，经常笑可以使人忘记烦恼，身心健康。从人体生理上来讲，笑是一种肌肉的动作，这个动作可以使呼吸加深，对心、脑、肺等器官有益。

111 为什么说吃饭的时候千万不要生气？

大脑做事都是井井有条的，一件一件地完成。人饿了就会想吃饭，大脑管进食的神经就处于兴奋状态。这时，如果遇到不高兴的事生气了，大脑会把注意力集中在这件事上，不再处理想吃饭的想法，胃口马上就会消失。所以，吃饭时千万不要生气，以免吃不下饭。

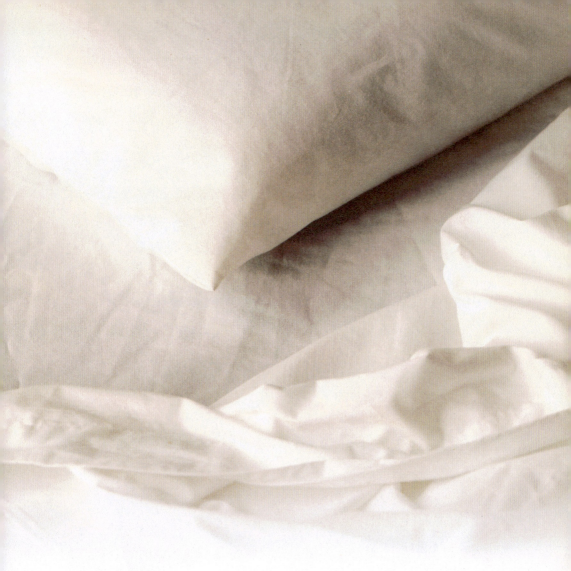

112 人为什么要睡觉？

人要睡觉是一种生理反应，它是大脑神经活动的一部分，是大脑皮质内神经细胞持续兴奋之后产生抑制的结果。当抑制作用在大脑皮质内占优势时，人就会睡觉。抑制是为了保护神经细胞，以便让它重新兴奋，让人们能够以更好的状态继续工作。

113 人每天应该睡多长时间?

人需要睡眠的时间是随着年龄的增长而逐渐减少的。刚出生的婴儿几乎整天都在睡觉,2~6 岁的幼儿每天要睡 12 个小时左右,7~14 岁的小朋友要睡 10 个小时,15 岁以上的人睡 8 个小时就行了,而60 岁以上的老人睡眠时间常会降到 6 个小时以下。

114 刚睡醒时为什么浑身没劲?

人睡着时,大脑皮层的抑制程度加深,全身肌肉也变得松弛开来。刚睡醒时,大脑神经中枢的抑制作用还没有消退,肌肉仍处于松弛状态,所以会觉得全身无力。这时,只要稍微活动一下,这种无力的感觉马上就会消除。

60

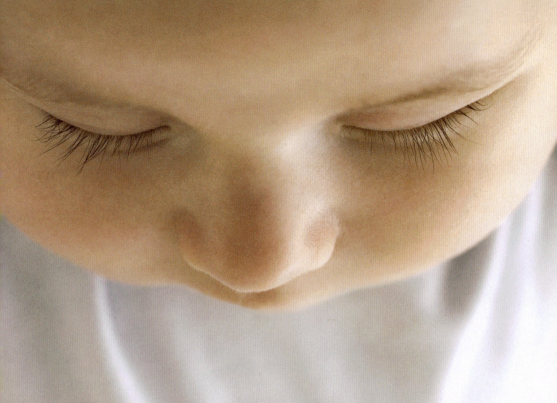

115 人为什么会做梦？

人在睡觉时，有一部分脑细胞没有休息，而且它们会在一定时期内处于兴奋状态，这时如果受到外界影响或身体内部一些反应的刺激，人就会做梦。尽管有些人在睡觉时很少做梦，但没有人是没做过梦的。

116 做梦有什么危害吗？

做梦是很正常的事情，不仅不会影响人的精神状态，相反还能保障机体活力。有科学工作者做过阻断人做梦的实验，发现这会导致人体一系列生理异常，如血压、体温有所增高，脉搏跳动加快等，同时还会引起一系列不良心理反应，如焦虑不安、紧张、易怒、幻觉等。因此，不必为做梦而烦恼。

117 梦游是怎么回事？

简单地说，梦游就是人在睡着后会突然起来，外出走一圈，或者完成更复杂的行动，然后再回来接着睡，而他自己对这事全然不知。即使在梦游时被唤醒，梦游者也不明白自己为什么要这样做。梦游是一种与睡眠有关的脑功能障碍，多在儿童中出现。

118 为什么会出现梦游？

人在睡眠状态中，大脑也会传递行动指令给肌肉运动系统，如梦见火灾，大脑就命令双腿快跑。但人体内还有一种阻断机制，能在睡眠状态时阻断信号传递到肌肉运动系统，而使人安稳地睡在床上。但是如果这种机制失调，人就会有行动，出现梦游。

119 为什么要闭上眼睛才能入睡？

科学实验证明，大脑内的大部分神经细胞由兴奋状态转入抑制状态，人才能入睡。也就是说，抑制状态在大脑得到广泛扩散后，睡眠才会开始。人在安静昏暗的环境中，抑制状态才可能扩散。闭上眼睛可减少外界光线的刺激，有利于抑制状态在大脑中扩散。

120 为什么有些人睡觉会打鼾？

人睡觉时，没有把头的位置摆放好，就会打鼾。这是因为睡姿不好，容易导致鼻子里的气流流动不畅，呼吸困难，从而改用口呼吸造成的。这时，口腔上方的软腭就会随着进出气流震动，产生"呼噜呼噜"的鼾声。

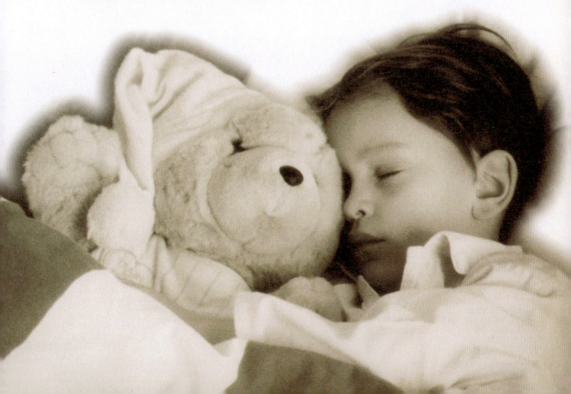

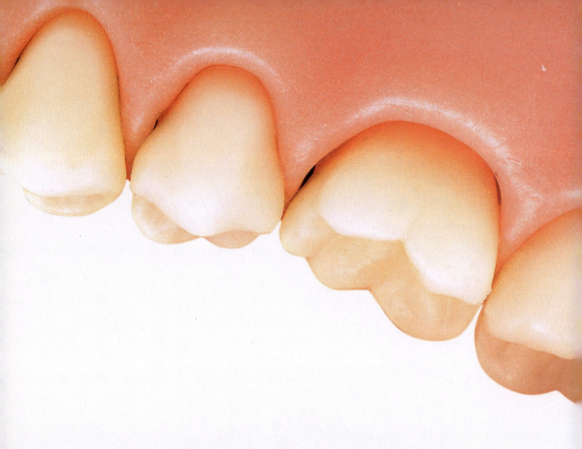

121 为什么有些人睡觉时会磨牙？

造成睡觉磨牙的原因有很多。肠胃有了寄生虫，睡着时神经受到某种刺激，有时会引起条件反射而磨牙；人在白天过于兴奋，神经受到过度刺激，晚上也容易磨牙。有时磨牙也像做梦一样，是部分大脑皮层兴奋的结果。

122 为什么有些人睡觉时会流口水？

口水就是唾液，是由口腔内的唾液腺分泌的。睡觉时人的大脑休息了，不会像白天一样吞咽唾液，因为有时用嘴呼吸，嘴张开着，唾液就会从张着的嘴里流出来。

123 为什么人睡觉要换好几个睡姿？

不同的人睡觉时，采用不同的姿势。大多数人在睡着后一段时间就要变换一下姿势，基本上在 10 分钟左右。更换睡姿可以起到放松肌肉的作用，不同的人换睡姿的频率也不一样。

124 为什么睡觉要用枕头？

睡觉时用枕头可以抬高头部和胸部，这样下半身的血液就可以回流得慢些，进而减轻心脏负担。否则，头部位置低，血液上涌，心脏负担就会加重，心跳加快，不仅不易入眠，而且还会影响头部的血液循环，使头部充血，醒来后头昏脑涨，眼皮又沉又肿。

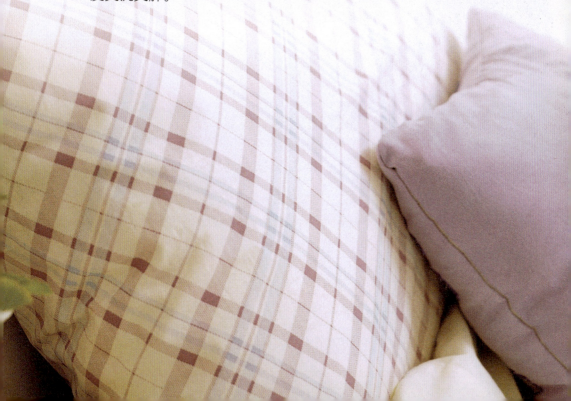

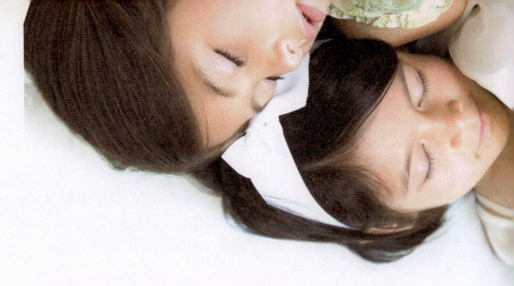

125 睡午觉有什么好处？

　　睡觉能够解除疲劳，恢复精力，睡午觉也是这个道理。人在一个上午紧张的工作或学习后，应该休息一下，养精蓄锐，夏天尤其需要，因为夏天昼长夜短，天气又热，下午很容易没有精神，睡个午觉能恢复精神。

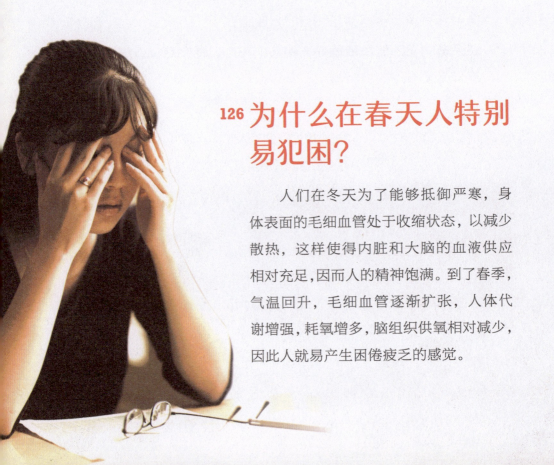

126 为什么在春天人特别易犯困？

　　人们在冬天为了能够抵御严寒，身体表面的毛细血管处于收缩状态，以减少散热，这样使得内脏和大脑的血液供应相对充足，因而人的精神饱满。到了春季，气温回升，毛细血管逐渐扩张，人体代谢增强，耗氧增多，脑组织供氧相对减少，因此人就易产生困倦疲乏的感觉。

127 为什么吃完饭后容易犯困？

吃完饭以后，大量的血液会流向胃部，来辅助消化。这时，大脑会出现暂时性的供血不足，导致大脑轻微缺氧，从而产生犯困的感觉。这是很正常的，基本每个人都会经历，不必担心。

128 睡觉前为什么不宜剧烈运动？

睡前剧烈活动，会使大脑控制肌肉活动的神经细胞呈现极强烈的兴奋状态，这种兴奋在短时间里不会平静下来，人也就不能很快入睡。所以，睡前应当尽量保持身心的平静。

129 为什么不能蒙着头睡觉？

很多人睡觉时喜欢蒙着头，这其实是个很不好的习惯。蒙着头睡觉有碍呼吸，使血液供氧不足，身体得不到充分的休息。而且蒙着头睡觉还会导致做噩梦，使人精神紧张。

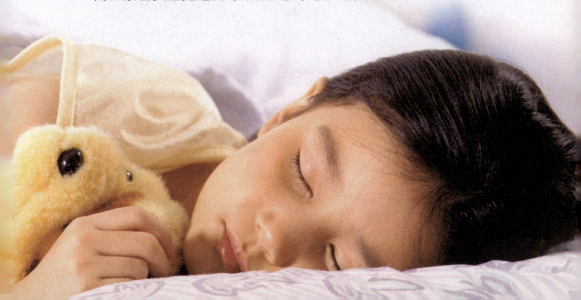

眼睛之谜

130 人的眼睛为什么长在前面？

人的手和脚大都是向前方做运动，人眼长在前方有利于察看活动的情况。眼在前方，还使人的视野不至于太宽，从而可以集中精神做事。眼在前方的最大优势在于，增强了图像的立体感，有利于判断物体的远近，这在生存竞争中很重要。

131 为什么两个眼球总是步调一致？

正常人的眼睛看东西时，两个眼球的步调都是一致的，从不单独工作。这是因为支配眼球运动的肌肉都是受大脑统一指挥的，它们的动作只有协调一致才能形成清晰的视觉，否则可能造成斜视或复视。

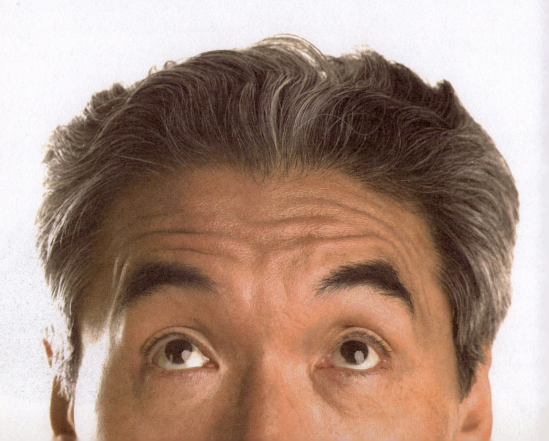

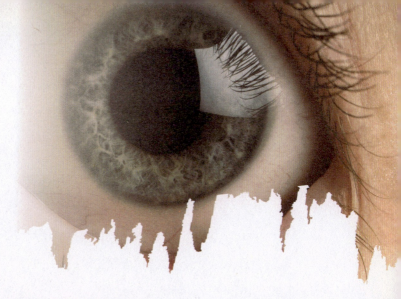

132 为什么眼球不怕冷？

　　一到冬季，我们出门总会觉得很冷，但是眼球从不怕冷。原来，眼球上有丰富的触觉和痛觉神经，却没有感觉冷的神经。另外，眼球上的角膜和巩膜是缺少血管的透明组织，几乎不散热，所以眼球露在外面也不怕冷。

133 为什么人的眼球有不同的颜色？

　　关于人的眼球颜色不同的原因，目前争议很多，但是通常都认为与角膜后面虹膜的颜色有关。假如虹膜上色素含量少，那么眼球就呈灰色或蓝色；如果虹膜表面的色素含量多，那么眼球就呈黑色。

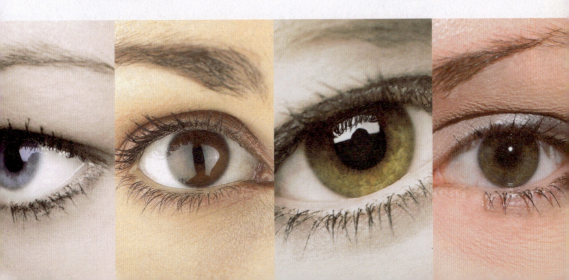

134 为什么人老了眼球会发黄？

老年人眼球的颜色会比年轻时黄很多，这也与虹膜有关。在虹膜组织里有两种不同的棕色色素：一种在虹膜的后面，颜色很深，是永远不变的；一种颜色淡，分布在虹膜浅层及表面，到人年老时含量会增加，即浅层的淡棕色增多，眼球因此呈现出黄色。

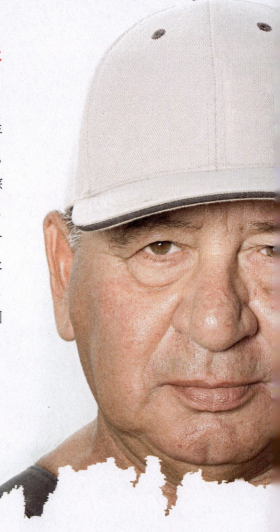

135 为什么瞳孔的大小会变？

瞳孔是虹膜中央的圆形孔洞，作用相当于照相机的光圈。它能根据外来光线的强弱来改变大小，以控制进入眼内光线的数量。除此之外，思维活动和情绪变化也会影响瞳孔的大小。例如，撒谎时，瞳孔会因心慌而扩大。

136 为什么眼睛能看见东西？

有了光，我们就能看见各种各样的东西；如果没有光，就什么也看不见了。物体反射的光进入眼睛的瞳孔，到达眼球后部的视网膜，在视网膜上形成了"影像"。视网膜上的视觉细胞捕捉信息，通过视神经传给大脑进行辨认，于是人就看到物体了。

137 为什么眼睛能看到不同的颜色？

人的视觉细胞分为视锥细胞和视杆细胞两种。有学者研究表明，视锥细胞有三种类型，它们分别对红、绿、蓝光最敏感。由于自然界的事物所显出的各种颜色都是由红、绿、蓝这三种基本色光按不同比例混合而成的，所以视锥细胞能通过辨别基本色光的含量来识别各种各样的颜色。

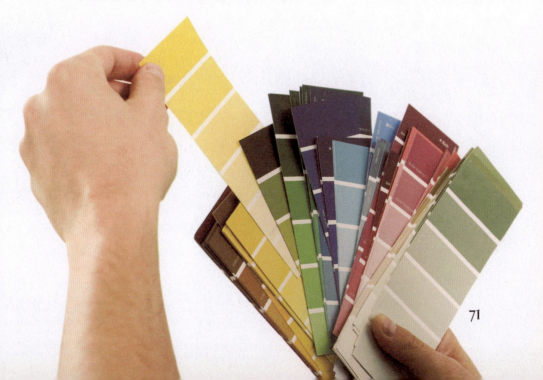

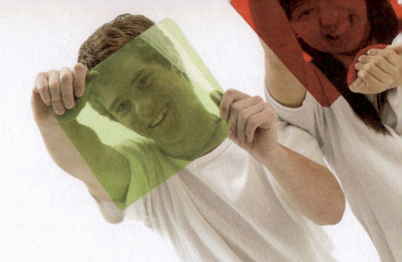

138 人的眼睛在暗光中为什么看不清颜色？

　　在强光下，眼底的视锥细胞工作能力强，能辨别丰富的色彩。在暗光下，视锥细胞的工作能力减弱，而视杆细胞的工作能力却比在强光下增强几十万倍，能较清晰地看见物体，但是它辨别颜色的能力很差，由此导致看不清颜色。

139 为什么有些人是色盲？

　　色盲是一种分不清颜色的疾病，有的是先天遗传的，有的是后天病变造成的。最常见的色盲是红绿色盲，比较少见的有蓝色盲和全色盲。色盲是因为眼底的视锥细胞缺乏相应的感光素造成的。

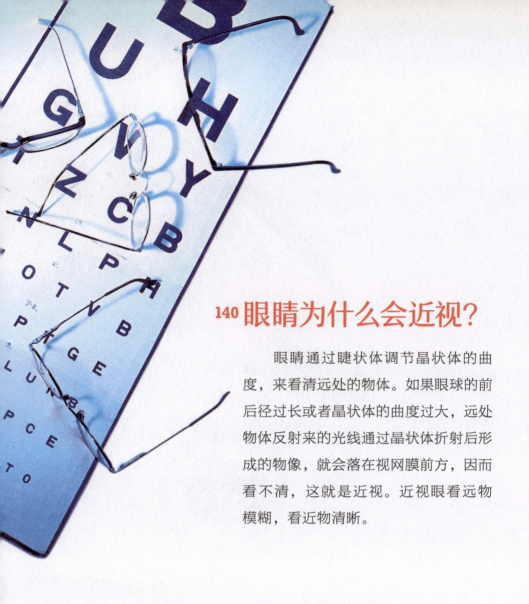

140 眼睛为什么会近视?

眼睛通过睫状体调节晶状体的曲度,来看清远处的物体。如果眼球的前后径过长或者晶状体的曲度过大,远处物体反射来的光线通过晶状体折射后形成的物像,就会落在视网膜前方,因而看不清,这就是近视。近视眼看远物模糊,看近物清晰。

141 远视眼是怎样形成的?

由于眼球的前后径过短或者晶状体过于扁平,进入眼中的光线经晶状体折射后形成的像会落到视网膜后面,因而不能形成清晰的像,就成了远视眼。远视眼看近物模糊,看远物清晰。远视眼在少年儿童中很常见,也很正常。随着眼睛的发育,他们的远视问题会逐渐减弱。

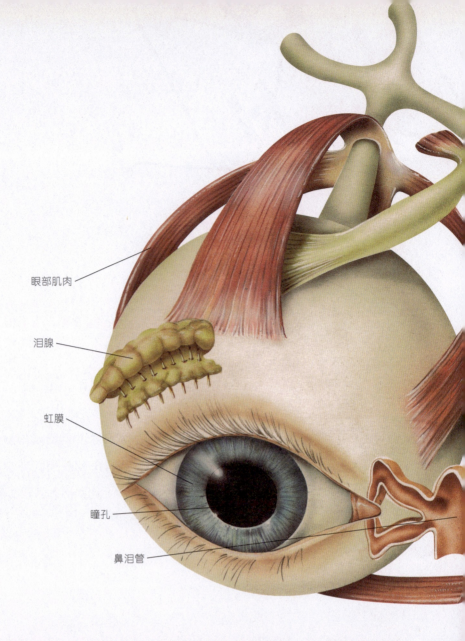

眼部肌肉

泪腺

虹膜

瞳孔

鼻泪管

142 为什么远近不同的物体人眼都能看见?

　　人眼之所以能够看清远近不同的物体,主要是因为眼睛里有能够自动调节焦距的晶状体。晶状体是一个双凸面的透明体,它能根据远近景色的需要自动改变形状,从而准确而又迅速地使远近景物清晰地成像。

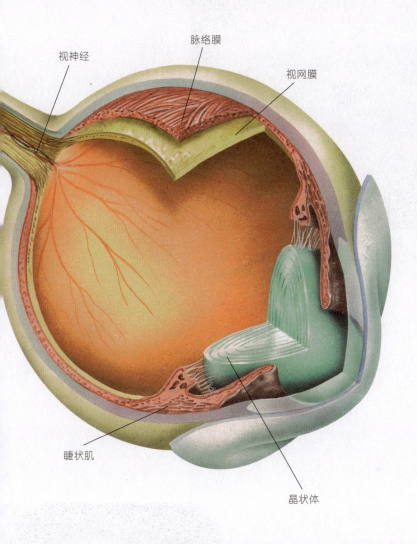

视神经

脉络膜

视网膜

睫状肌

晶状体

143 为什么眼睛看近的物体久了会很疲劳？

看远物和看近物都要用眼睛，可是看近物久了眼睛就会很疲劳。这是因为看近物时，眼部内外的多块肌肉要同时收缩才能看清，而看远处的物体时，眼部肌肉不需要用力就可以看清。

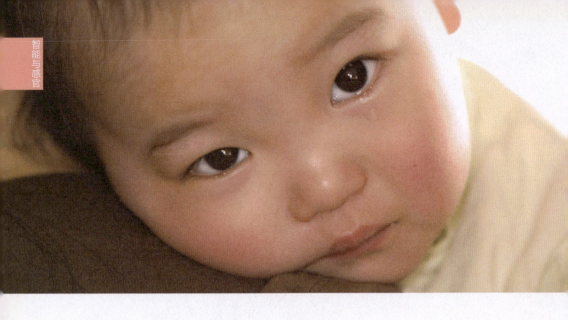

144 为什么会流眼泪？

眼泪是由泪腺分泌的。眼泪从泪腺出来后，先汇集到眼内侧的泪湖，然后流到泪囊，再经过鼻泪管来到鼻子里，最后被吸收、吹干。当人情绪波动或眼睛受刺激时，眼泪会大量地流出，来不及被吸收、吹干，于是流泪现象就出现了。

145 为什么有人迎风会流泪？

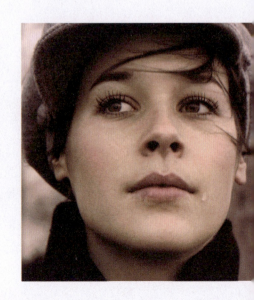

眼泪要流到鼻管里需要经过两个叫泪点的小孔，但如果患有沙眼、红眼病等眼部疾病，泪点便会结疤堵塞。眼睛受到冷风的刺激时，泪水会增多，但又不能及时地从泪点流下去，因此会迎风流泪。

146 流泪有好处吗?

　　科学家们研究发现，流泪有益健康。因为眼泪能将体内的有害物质排出体外，以免积聚成病。流泪还可以使人宣泄抑郁的情绪，排解忧愁，消除心灵的创伤。

147 眼泪为什么是咸的?

　　这是因为眼泪中含有盐分。人吃的菜里含有盐分，这些盐分会被吸收到身体里。血液、体液和组织液里都含有盐分，盐分会伴随着人的体液排出体外，所以眼泪就是咸的。

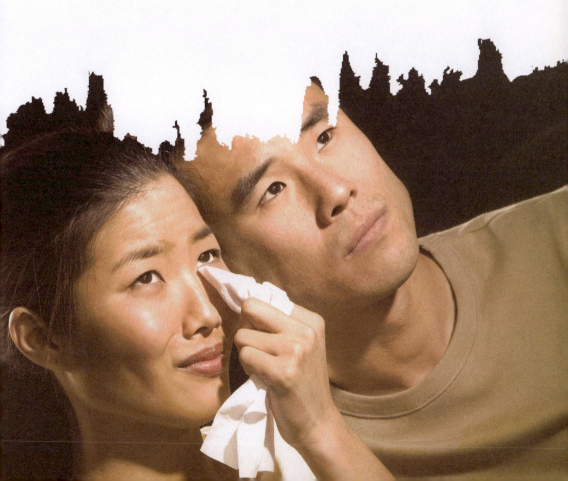

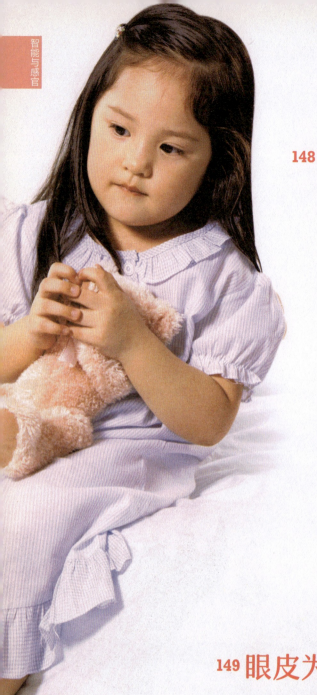

148 睡觉醒来为什么会有眼屎？

在我们的眼皮里有一块像软骨一样的东西，叫"睑板"。睑板里有很多排列整齐的小管子，它们的开口位于靠近眼睫毛的地方，从那里会不断地分泌出一种类似油脂的东西，来保护眼睛。睡觉时，"油脂"用不完，就和眼里的灰尘、眼泪混在一起，形成了眼屎。

149 眼皮为什么会跳？

眼皮跳有多种原因，其中最根本的原因是，由于局部供血暂时不足，导致神经传导不平衡，从而引起眼肌收缩。当眼睛疲劳、受强光照射、贫血或者抽烟饮酒过度时，眼皮都会跳。

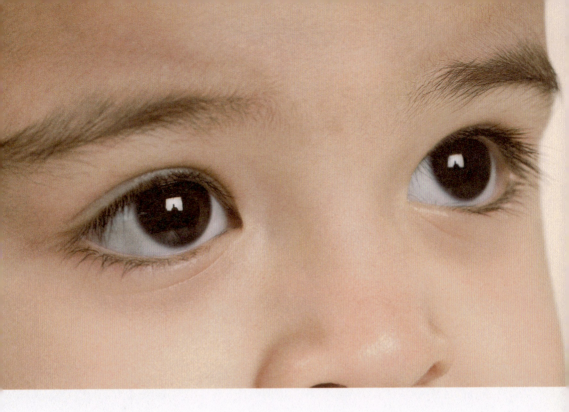

150 人的眼睛为什么总在眨动？

人的眼睛经常不自觉地眨动，这是眼睛自我保护的手段。眼睛眨动时，眼皮能把眼泪涂抹在眼珠上，使眼睛湿润。眼睛眨动时还可以利用眼泪冲洗掉进入眼睛里的灰尘，使眼睛清洁、舒适。

151 什么是"飞蚊症"？

有人在看东西的时候，总感觉眼前有像蚊子一样的东西在飞。原来，在眼球的后部有一个充满了半胶质的透明体，叫玻璃体。如果玻璃体内有细的不透明体，那么人眼就会感觉到眼前有东西在飞舞。

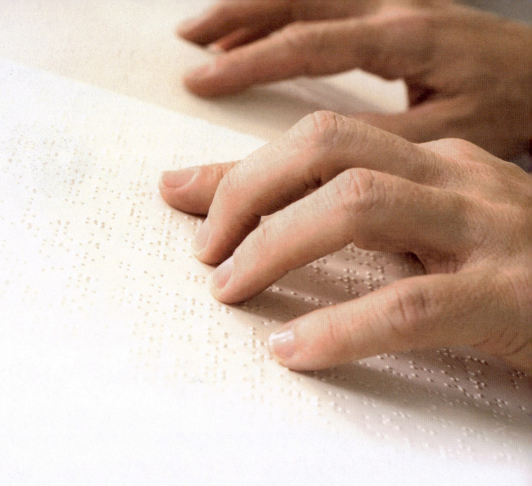

152 眼睛为什么会失明？

眼睛失明主要是由眼部传染病和营养失调引起的，沙眼、青光眼和糖尿病都能导致眼睛失明。在我国，遗传性眼病是导致眼睛失明的主要原因。青光眼和白内障都与遗传有关。

153 为什么盲人能够感知障碍物？

盲人虽然看不见，但很多时候能够感知障碍物的存在。一些科学家认为，盲人的额部能感知气压，从而可以辨别障碍物。神经学家则认为，盲人是靠听觉来发现障碍物的。

154 为什么坐车时看书会头晕？

人在坐车时看书，时间久了会感到头晕。这是因为车体在摇晃，眼睛在不停地辨认远近不同的图像，然后再把看到的景象一一传给大脑，大脑来不及辨认，就形成了模糊的景象。眼睛疲劳了，头就开始晕了。

155 风沙吹进眼里该怎么办？

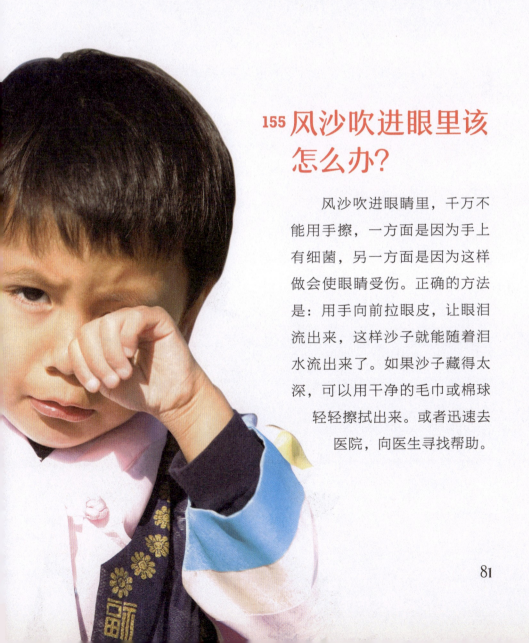

风沙吹进眼睛里，千万不能用手擦，一方面是因为手上有细菌，另一方面是因为这样做会使眼睛受伤。正确的方法是：用手向前拉眼皮，让眼泪流出来，这样沙子就能随着泪水流出来了。如果沙子藏得太深，可以用干净的毛巾或棉球轻轻擦拭出来。或者迅速去医院，向医生寻找帮助。

156 为什么眼皮会发肿？

有些时候眼皮发肿是非病症的，如睡前喝水、流泪过多或者没有休息好，都会引起；有些是属于病症的，可分为炎症引起的和非炎症引起的。结膜炎、角膜炎及眼眶内的组织和眼球发炎都可能引起眼皮发肿，属于炎症引起的。心脏病和肾炎等可诱发非炎症引起的眼皮发肿。

157 为什么会得红眼病？

红眼病在医学上被称为结膜炎。结膜是眼睛内连接眼球和眼皮的一层薄膜，从白眼球一直延伸到眼皮上，上面布满了许多细小的血管。当细菌进入眼里后，血管受刺激会扩张，红的血丝连成一片，眼睛就变红了。

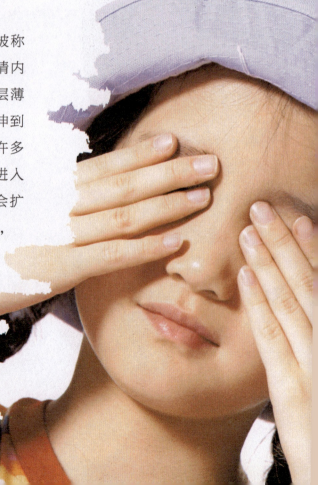

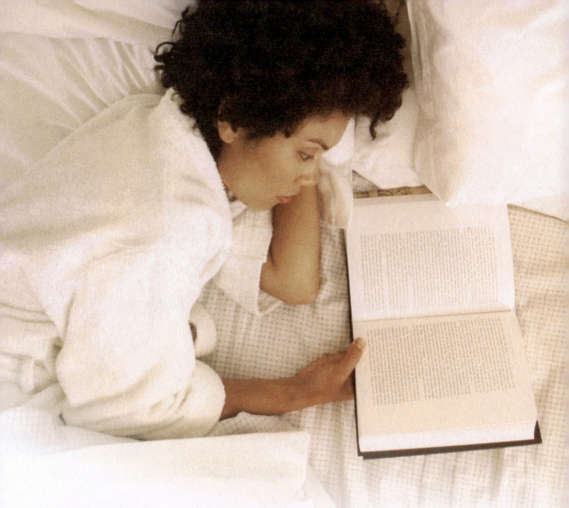

158 为什么不要躺着看书？

　　躺着时，血液循环速度减慢，不利于脑力活动，这样看书容易疲劳。而且看书要用眼睛，躺着时眼睛里的血管充血，看东西时会很吃力，容易导致近视。

159 为什么在强光下看书对眼睛有害？

　　看书是需要有光线的，最好是太阳光。但是在直射的强太阳光下看书，却对人眼有害。因为直射的太阳光中有很强的紫外线，能够损坏视网膜，使视力减弱，所以不宜在强光下看书。

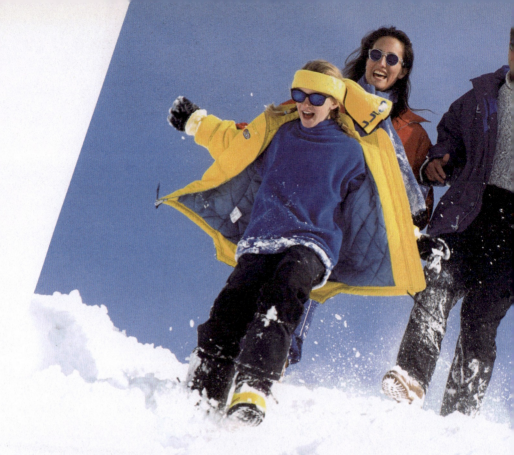

160 为什么在雪地旅行要戴墨镜?

　　雪地对日光的反射率极高,可达到95%。直视雪地如同直视阳光,会伤害眼睛,严重的可致盲。这种症状常在登高山、雪地和极地探险的人身上发生,称作雪盲症。戴墨镜就是为了防止雪盲症的发生。

161 为什么眼睛要多看绿色?

　　不同的颜色对光线的吸收和反射的程度是不同的,绿色对光的反射率是47%,属于比较适中的,不刺激眼睛。另外,绿色能给人以凉爽和清新的感觉。在长时间的工作和学习之后,看看远处的树木,会使眼睛得到休息。

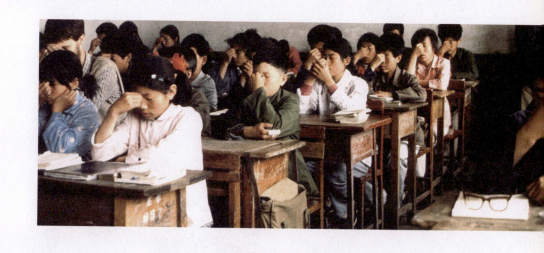

162 为什么要经常做眼保健操？

　　长时间地用眼，会使眼睛处于紧张状态，容易造成近视。眼保健操运用的是我国传统医学的一些按摩手法，经常对穴位进行按摩刺激，可以促进血液循环，增强新陈代谢，起到消除眼疲劳、预防近视的作用。

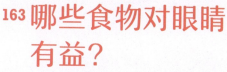

163 哪些食物对眼睛有益？

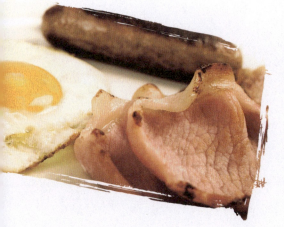

　　含有丰富的维生素 A 的食物对眼睛很有益，如动物的肝脏、鱼肝油和胡萝卜等；含有丰富蛋白质的食物对眼睛也很有益，如瘦肉、奶类和蛋类等；对眼睛有益的还有含维生素 B 族、维生素 C 和钙的食物。

耳朵之谜

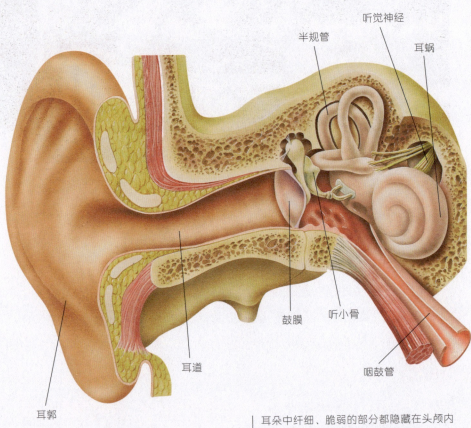

听觉神经

半规管

耳蜗

鼓膜

听小骨

耳道

咽鼓管

耳郭

耳朵中纤细、脆弱的部分都隐藏在头颅内部，周围的颅骨妥善地保护着它们。

164 为什么耳朵能听见声音？

耳朵是由外耳、中耳和内耳三部分构成的。外耳和中耳是收集和传导声音的，内耳是真正的听觉器官。当中耳把声音送到内耳时，耳蜗内长着纤毛的听觉细胞就会摆动起来，然后再刺激听觉神经。听觉神经再将信息传送到大脑，就可以听见声音了。

165 鼓膜是做什么用的？

鼓膜也叫耳膜或耳鼓，呈灰白色、半透明状，位于耳道的中部，是外耳和中耳的分隔物，内侧连接着三块听小骨。鼓膜非常敏感，只要有一点儿细微的声响，就会发生震颤，把声波向内传送，使人听到声音。

166 为什么说人耳构造很先进？

人类能听到声音的有效距离比较短，相比之下，很多哺乳动物听到声音的有效距离是人类的几倍，甚至是几十倍。但人耳也有优于其他动物的先进功能，那就是能区分高速变化的音频，听得懂丰富多变的语言。

167 人的耳朵为什么不能自由活动？

我们通常说的耳朵指的是耳郭。猫和狗等动物的耳朵有肌肉，可以伸缩活动。人的耳朵仅是由皮肤、软骨和少量结缔组织构成的，没有肌肉，所以无法自由活动。

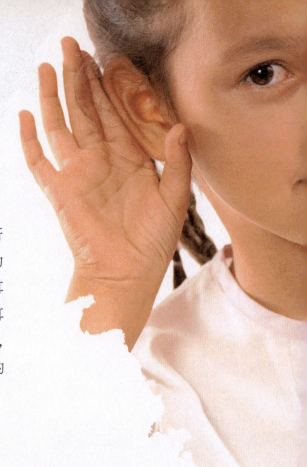

168 左右耳的听力哪个更强？

实验证明，大多数听力正常的人，两耳的听力都有差别，基本上是左耳的听力好些。不同的人耳朵的敏感程度有所不同，同一个人在不同年龄段的听力也是不同的。

169 为什么很多人听不出自己的声音？

当录音机放出自己的声音时，我们听着总觉得那不像是自己的。这是因为录音机里放出的声音和自己说话的声音传到我们耳朵里所利用的声音传导物质不同。录音机放出的声音是通过空气传导进入耳内，被我们听到的；自己说话时的声音有一部分则是从骨头传导过来的，听起来与从空气传导过来的自己的声音有差别，所以听起来不一样。

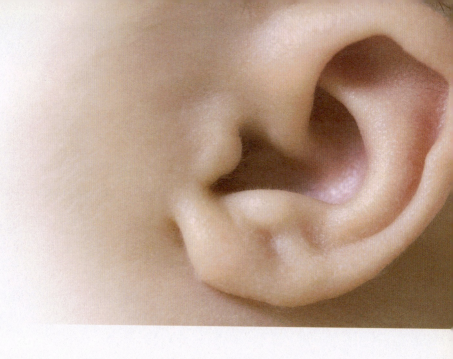

170 为什么说婴儿时期的听力最好？

根据有关科学研究发现，人的听力随着年龄的增长不断地下降。人从出生后，耳朵里的毛发状听觉细胞就开始退化，组织的弹性也在降低，所以说婴儿时期是人听力最好的时期。

171 人耳的听觉范围有多大？

人类感知声音的能力是有限的，不如狗、蝙蝠、鲸等动物灵敏。据测定，人耳的听觉范围在 20~20000 赫兹之间，超过这个范围的声音，我们就会"充耳不闻"。我们日常的谈话声通常在 500~3000 赫兹之间。

172 耳屎是怎样产生的？

耳屎学名叫耵聍（dīng níng），是外耳道内的一种分泌物。耳道皮肤上的耵聍腺专门分泌油脂，油脂与耳道内的尘埃、脱落的皮肤碎屑粘在一起，干燥后就形成淡黄色疏松薄片状耵聍，堆集在耳道里。

173 为什么不能经常挖耳朵？

耳屎是耳朵的一道保护门，如果把耳屎挖干净了，就相当于撤掉了耳朵的一道门，使灰尘和昆虫等杂物能够畅通无阻地进入耳道。另外，挖耳朵很容易损伤耳道，戳破鼓膜，使听力减退。所以，不能经常挖耳朵。

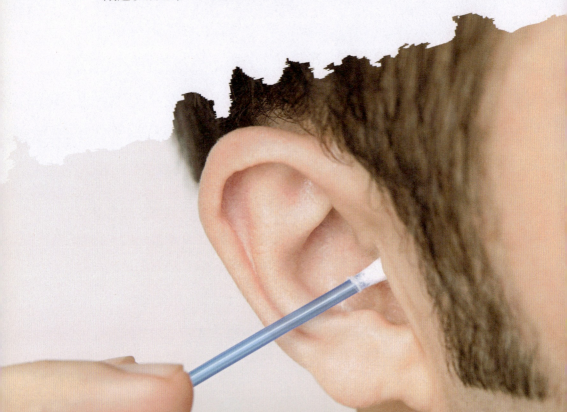

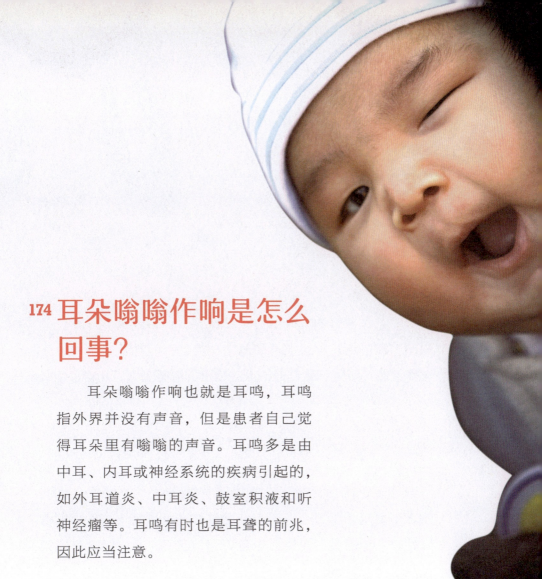

174 耳朵嗡嗡作响是怎么回事？

耳朵嗡嗡作响也就是耳鸣，耳鸣指外界并没有声音，但是患者自己觉得耳朵里有嗡嗡的声音。耳鸣多是由中耳、内耳或神经系统的疾病引起的，如外耳道炎、中耳炎、鼓室积液和听神经瘤等。耳鸣有时也是耳聋的前兆，因此应当注意。

175 打哈欠时人为什么听不清声音？

声波要传入中耳，需要经过鼓膜。鼓膜在正常位置上，它的内外压力一样，人才能清晰地听到声音。打哈欠时，由于内外压力不一致，鼓膜位置发生变化，所以鼓膜暂时不能传递声波，就导致听不清声音了。

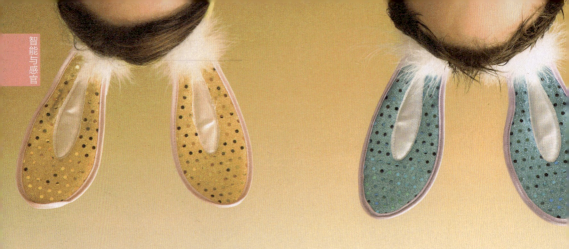

176 为什么耳朵最怕冷？

耳朵是裸露的，突出在头部两侧。它的体积小，接触空气的面积却很大，再加上是薄薄的一片，两面都是皮肤，热量很容易散发。所以，耳朵最怕冷，要做好保暖工作，免得冻伤。

177 水流进耳朵了该怎么办？

耳朵进水后，里面会轰隆轰隆地响，很不舒服。这时千万不要用手挖耳朵，而应该把进水的耳朵朝下，用同侧的脚站着，抬起另一只脚，然后用力地蹦几下，水就会从耳朵里流出来了。如果水还是不出来，可以用棉签把水吸出来。

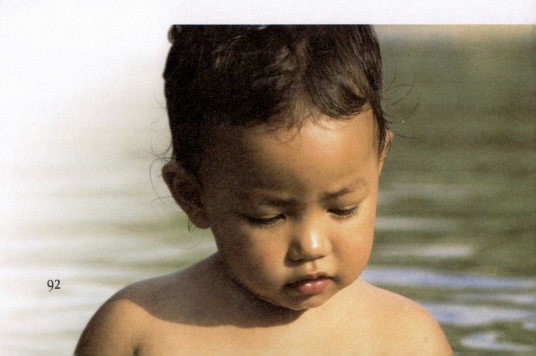

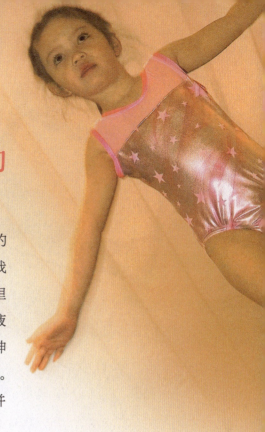

178 为什么耳朵能帮助身体保持平衡？

在内耳耳蜗上部有三条环形的管子，称为"半规管"，可以帮助我们维持身体的平衡。这三条管子里面充满了液体。运动时，管内的液体会随着身体一起晃动，里面的神经收集到信息，将它传送到大脑。这样，我们就能判断运动方向，并随时调整，保持平衡了。

179 为什么转圈后会感到头晕？

转圈时，半规管内的液体会跟着晃动，神经就将这一信息反馈到大脑。要是突然停止转动，半规管内的液体会因为惯性仍在晃动，神经就继续传送这一信息给大脑，结果大脑处理了错误的信息，使人产生了眩晕感。

93

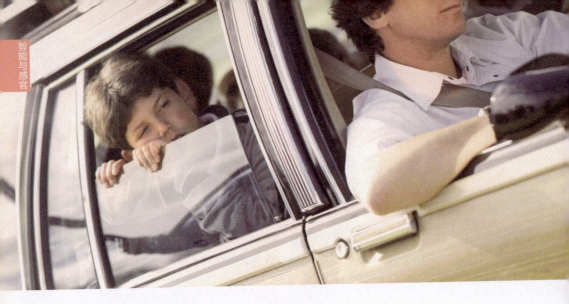

180 为什么有人会晕车？

有的人乘车时，会觉着头晕、恶心、四肢无力，这些都是晕车的症状。晕车是因为耳朵内的平衡器官功能有问题，当人体受到长时间的摇晃，便会引起内耳平衡功能暂时性失调，使人很不舒服。

181 坐飞机时为什么要吃口香糖？

飞机降落时，耳朵内会感觉一阵胀痛。原来，在鼓膜的里面有一根可以调节气压的咽鼓管，平时它是关闭的，只有在打哈欠或吞咽时才开放。飞机突然下降，咽鼓管因为不能及时调节耳内的气压，才致使耳朵胀痛。吃口香糖可以使咽鼓管不断开放，避免耳内外气压不平衡。

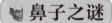

182 鼻子有什么用？

鼻子长在脸上，不仅很美观，而且还能发挥很多功能。鼻子可以闻味，让人可以辨别各种东西的气味；鼻子还能呼吸，而且用鼻子呼吸可以过滤空气，除去细菌；鼻子与眼睛是相通的，鼻子的分泌物还可以保护眼睛。

183 为什么说用鼻子呼吸好处多？

嘴也可以呼吸，但是它不适合用来呼吸。鼻子在呼吸时可以发挥许多本领：鼻毛可以阻挡灰尘的进入；鼻黏膜可以粘住进入鼻腔的灰尘和细菌；空气经过鼻子后，会变得既湿润又温暖，能够很好地保护肺部。

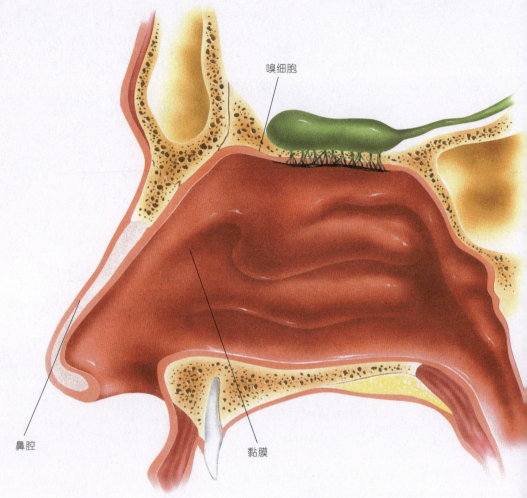

嗅细胞

鼻腔

黏膜

嗅细胞上长有朝向鼻腔的嗅毛，可以感知落入其上的气味分子。

184 人为什么能闻到味道？

在鼻腔顶部有一块嗅区，那里分布着不计其数的嗅细胞，每个嗅细胞上又伸出好几根长长的嗅毛。当气味分子进入鼻腔内，嗅细胞马上就能辨认出是哪种气味物质，然后报告给大脑，人就知道是什么味道了。

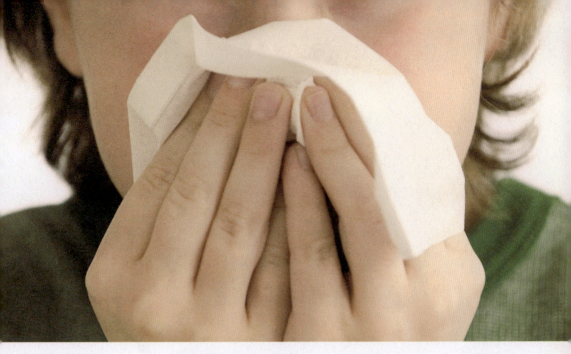

人在感冒时也会大量流鼻涕，但与痛哭时流涕的原因不一样。当感冒病毒由呼吸道侵入人体使人感冒时，病毒在鼻腔中活动，使得鼻黏膜肿胀，鼻子因此会分泌出较多额外的水分或黏液，从而把死掉的病毒排出体外，于是原本澄清的鼻水变成了黄色的鼻涕。

185 人在痛哭时为什么会流鼻涕？

人在号啕大哭时，总是一把鼻涕一把泪的。人的鼻子和眼睛是相通的，有的眼泪是从眼角流出来的，但是眼泪多了，就会通过鼻泪管流进鼻子里。鼻子受到眼泪的刺激，分泌出很多的鼻涕，所以人在痛哭时还会流鼻涕。

186 为什么说人在不断地流鼻涕？

鼻腔里有很多种腺体，这些腺体能够产生大量的分泌物。鼻内的分泌物就像小水珠一样分布在鼻腔里，能够润滑鼻腔，粘住灰尘。腺体在不断分泌这种"小水珠"，每天大约有 1 千克，所以说人在不断地流鼻涕。

187 为什么不能随便挖鼻孔？

有人经常用手指挖鼻孔，这是一个很不好的习惯。手指经常接触外界，带有灰尘和细菌，用手指挖鼻孔，会把细菌带入鼻内。而且手指甲很有可能破坏鼻毛、鼻黏膜和鼻子内的毛细血管，减弱鼻子的功能，对鼻子造成伤害。

188 为什么不能剪鼻毛？

有的人觉着鼻毛不好看，就用剪子把它剪掉，其实这样做是不对的。鼻毛就像是鼻子的门卫，把着进入鼻子的第一道关口，大部分的灰尘和细菌一到这里就被卡住了。我们剪鼻毛就等于给灰尘打开了大门，让它长驱直入。

189 为什么伤风时鼻子不通气?

伤风是感冒的一种,是由某些病毒引起的传染病。伤风时,鼻黏膜发炎肿胀,毛细血管扩张并充血,分泌物增多,鼻子就会不停地流鼻涕。鼻腔的空间本来就不大,伤风时里面既肿胀又有异物,自然就不通畅了。

190 为什么会打喷嚏?

打喷嚏和咳嗽、流眼泪一样,是人体的自我保护功能。人的鼻黏膜上有许多神经细胞,当外界的刺激性气体或小颗粒进入鼻孔时,神经细胞就把这一信息迅速传给大脑。大脑再发出指示,让肺部猛吸一口气。之后,胸部肌肉猛烈收缩,把呼气用力喷出去,将进入鼻孔的东西赶出去,喷嚏便出现了。

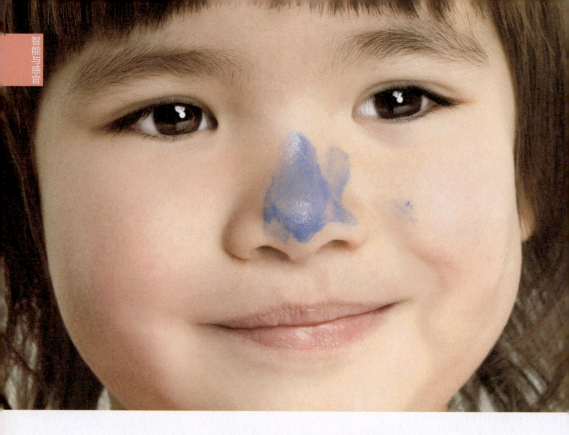

191 人在什么时候鼻子最灵？

早上刚起床时鼻子最灵敏，另外在饥饿时嗅觉也比较好。鼻子也像人身体的其他部位一样，有生长发育、成熟和衰老的过程。根据检测，人在 10~50 岁时是嗅觉最好的阶段，这是鼻子的成熟期。

192 人的嗅觉都一样灵敏吗？

每个人的嗅觉能力是不同的。鼻子在发育成熟后，嗅觉就会随着年龄的增长而降低。调查发现，通常情况下，女性的嗅觉强于男性；在户外工作久的人比在室内工作久的人的嗅觉更灵敏。

193 为什么人长时间闻一种气味就感觉不到有味了？

人要是长时间闻一种气味，那么无论香臭都不会再有感觉了。这是一种自我保护手段，鼻腔内的嗅觉细胞对同一种连续的刺激会反应迟钝，产生嗅觉适应性，以避免大脑反复处理同一信息过于疲劳。所谓"入芷兰之室，久而不闻其香"就是这个道理。

194 人的嗅觉有什么重要意义吗？

嗅觉对人类来说很重要。人闻到食物的香味，就会产生食欲；如果闻到食物变味了，就知道它坏了；如果闻到煤气味，就会立刻去关煤气，以免中毒。嗅觉的这种机能有助于人细致感知周围的事物。

口腔之谜

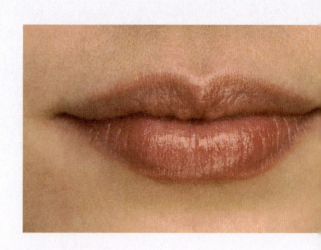

195 嘴唇为什么是红色的？

　　人体重要部位的血管数量都很多，脸部就是这样，特别是嘴唇处，分布着很多血管。嘴唇外表皮很薄，没有颜色，而血液又是红色的，从表皮下透出来，嘴唇就会呈现红色。

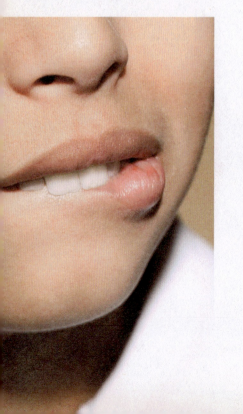

196 为什么嘴唇处的伤口比其他处的伤口愈合快？

　　如果你细心观察就会发现，嘴唇咬伤后很快会愈合，比其他地方的伤口好得都快。这是因为唾液中有一种溶菌酶，既能给伤口消毒，又能加速伤口愈合。嘴唇常能接触到唾液，因此上面的伤口愈合很快。

197 为什么会有口臭？

有人在说话时，嘴里会散出一种难闻的气味，这就是口臭。平时我们吃了葱、姜、蒜等带有特殊气味的食物，嘴里就会有难闻的气味，但是这些气味会很快消失。如果患有口腔病、鼻腔炎和肠胃病等，就会引起口臭，这时就需要对症治疗了。

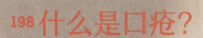

198 什么是口疮？

口疮是指长在口腔或舌头上像小米粒一般大的疱疹，或者是白色的薄膜，它们均可产生严重的肿痛。口疮是由细菌或病毒感染引起的，最常见的是疱疹性口腔炎和鹅口疮。

199 舌头有什么用处？

舌头不仅能尝到各种味道，还有很多功能。舌头能协助发音，这样人才能说话、唱歌；舌头还能帮助搅拌食物，让牙齿进行充分的咀嚼；舌头还能把食物送下去，协助吞咽。

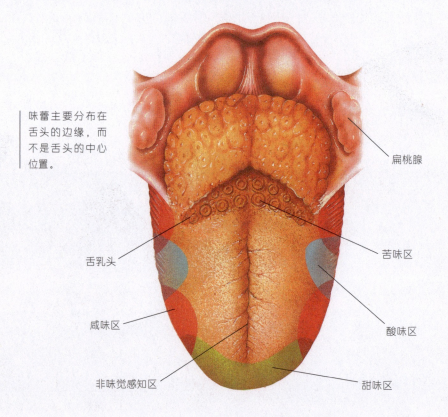

味蕾主要分布在舌头的边缘，而不是舌头的中心位置。

扁桃腺

舌乳头

苦味区

咸味区

酸味区

非味觉感知区

甜味区

200 舌头表面的小疙瘩是什么？

舌头表面有许多小疙瘩状的东西，叫味蕾，是专门负责分辨味道的。味蕾受到味道分子的刺激后产生感觉信息，将它传给大脑。大脑经过辨认，就知道是什么味道了。

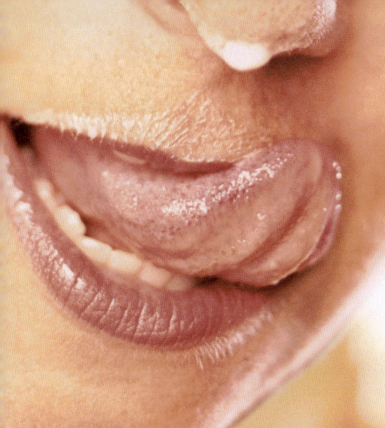

201 舌头的不同部位对不同的味道感知有区别吗？

舌头不同部位的味蕾对味道的感知不一样。舌尖两侧的味蕾对咸味敏感，舌体两侧的味蕾对酸味敏感，舌根处的味蕾对苦味的感受性最强，舌尖处的味蕾对甜味敏感。

202 味觉对人有什么意义？

不同的味觉代表着不同的信号：甜味是补充热量的信号；酸味是食物变质的信号；咸味是补充无机盐的信号；苦味是可能摄入有害物质的信号；而鲜味则是蛋白质来源的信号。人分辨苦味的本领最高，其次为酸味，再次为咸味，甜味则最差。

203 人有多少颗牙齿？

人有两套牙齿，第一套是乳牙，共有 20 颗，在出生后不久长出，到 6 岁左右开始脱落，开始换第二套恒牙，到 13 岁左右才换完。正常恒牙的数量为 28~32 颗。

乳牙会陪伴我们10年左右，而恒牙几乎要陪伴我们一生。

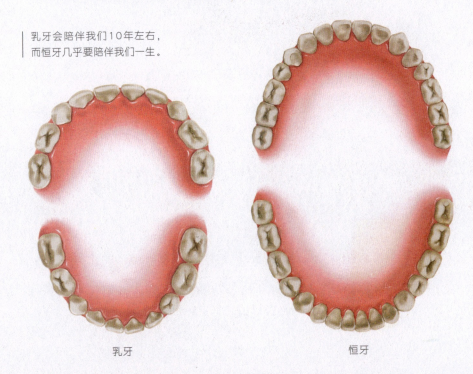

乳牙　　　　　　　　　　恒牙

204 不同形状的牙齿各有什么用？

牙齿是左右对称分布的，形状不同，用处也不同。从中间开始，第一、第二颗是切牙（门牙），扁而宽，用来切割食物；第三颗是尖尖的尖牙，也叫犬牙，用来撕裂食物；第四、第五颗牙像矮树桩，叫前磨牙（前臼齿），能把食物磨碎；里面剩下的牙比前臼齿大些，是磨牙（臼齿），也是用来磨碎食物的。

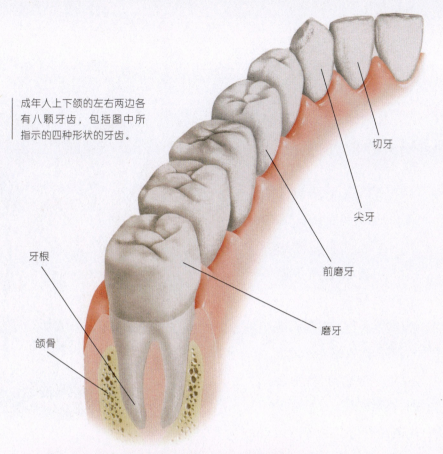

成年人上下颌的左右两边各有八颗牙齿，包括图中所指示的四种形状的牙齿。

切牙

尖牙

前磨牙

磨牙

牙根

颌骨

205 牙齿由哪几部分组成？

牙齿分为牙冠、牙颈和牙根三部分。我们一张嘴就可以看见的部分是牙冠，镶嵌在牙槽里面的部分是牙根，牙冠和牙根之间的部分是牙颈。

206 牙齿为什么非常坚硬？

牙齿非常硬，它的硬度能超过一般的钢铁。这是因为牙齿的表面有一层又光又亮的物质，叫牙釉质，又叫珐琅质，它主要是由磷酸钙和碳酸钙构成的。这层物质硬度很大，能保护牙齿免受磨损。

207 牙齿里面是什么?

牙釉质是牙齿的第一层,里面是牙本质,再往里面是牙髓腔,牙髓腔里面布满血管和神经。如果牙釉质损坏了,血管和神经就很容易露在外面,这时一碰到牙齿就会非常疼。所以,平时应该注意保护牙齿。

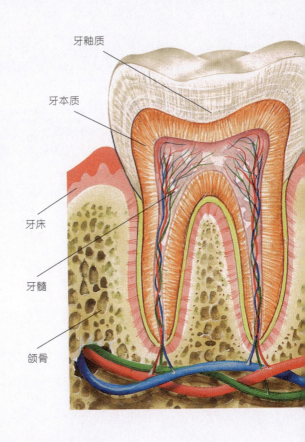

牙釉质

牙本质

牙床

牙髓

颌骨

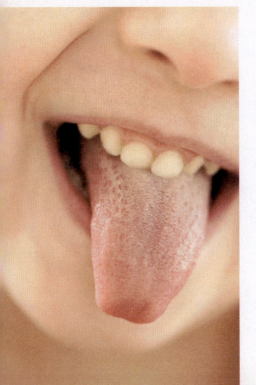

208 乳牙生长的速度是怎样的?

不同的孩子,乳牙生长的速度也不尽相同。一般乳牙生长出的数目是按照一定规律浮动的,用婴儿出生后的月龄减2就是乳牙的颗数。例如:6个月的婴儿的牙齿数为6-2=4颗牙;1岁大的婴儿应该长12-2=10颗牙。

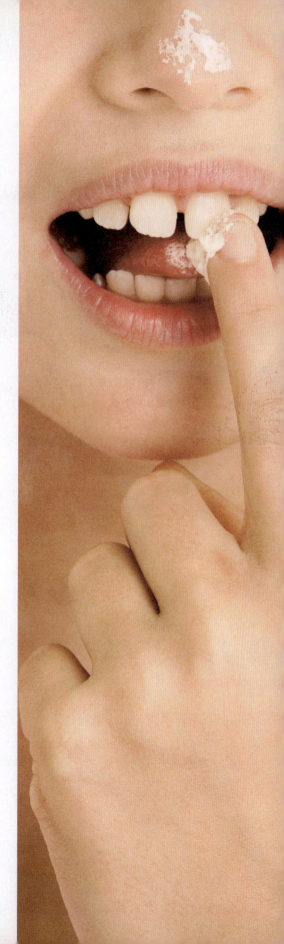

209 为什么根据牙齿就可以辨别人的身份？

　　每个人牙齿的大小、形状、排列和有无病症的情况都不一样，它就像人的指纹一样，相同的可能性是极小的。现在科学家还发现，不同人种的人，牙齿也有差别。因此，牙齿也被用来辨别人的身份。

210 牙齿为什么会松动？

　　牙齿和牙槽之间是由一些纤维相连接的。当牙齿受到严重的碰撞时，纤维撕裂，牙齿就会松动。当牙齿有了蛀牙或牙周炎时，应该尽早治疗，否则严重了也会使牙齿松动。

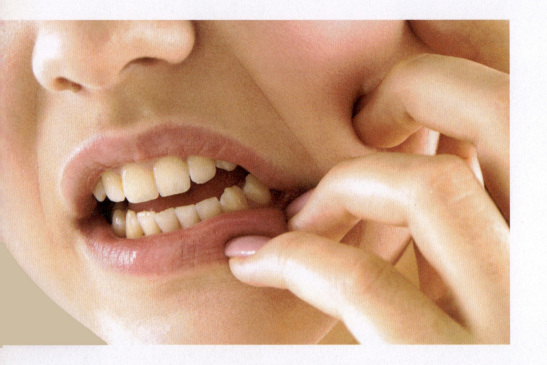

211 虫牙是牙齿生虫子了吗？

虫牙又名蛀牙或龋齿，但它与虫子没有任何关系。虫牙是由于口腔不清洁，食物残渣在牙缝中发酵，产生酸类，破坏了牙齿外层的牙釉质，形成了空洞。虫牙会引发牙痛、齿龈肿胀等症状。

212 为什么糖吃多了容易有虫牙？

糖是碳水化合物，到嘴里后，很容易和口腔里的细菌发生反应，生成乳酸。乳酸能够腐蚀牙齿表层，使牙齿上出现空洞，成为虫牙。所以，小朋友们应该尽量少吃糖，吃完糖后要漱口。

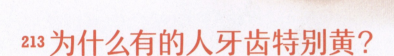

213 为什么有的人牙齿特别黄？

有些人的牙齿是黄色的，这是由于这些人没有保持口腔卫生的习惯；还有一些人牙黄是经常喝茶或抽烟引起的；有些地方的地下水中含氟量很大，常饮用也会导致牙齿发黄；另外，幼年时如果得过一些疾病，也会导致牙齿发黄。

214 为什么有人从牙上会剔下黄色的小块？

有人在剔牙时，会从牙齿上剔下一些小黄块，这不是牙齿，而是牙石。牙石是由唾液中的钙盐沉淀物和食物碎屑构成的。我们平时刷牙应该仔细认真，否则牙齿上就容易形成牙石。

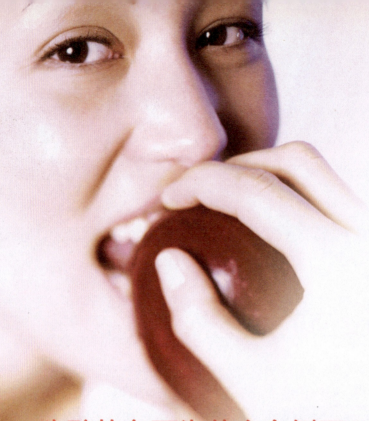

215 吃酸的东西为什么会倒牙?

　　有的人吃了一些酸的东西后，就会觉得牙齿"软软的"，这就是我们常说的"倒牙"，医学上称之为牙本质过敏。出现倒牙说明牙齿有毛病。牙齿外面的牙釉质受到破坏,牙本质露在外面,牙本质上连着许多神经，感觉比较灵敏，受到酸性物质刺激就会产生酸痛感。

216 为什么吃东西要两边牙齿轮流嚼?

　　有些人吃东西时,经常用一侧牙齿来嚼,这是很不好的习惯。经常嚼食物的那边脸,肌肉比较发达,而另一边脸的肌肉发育相对较弱。经常用的这边牙齿,会磨得比较薄,容易引起牙髓炎;另一边牙齿因为不经常运动,牙周组织很脆弱,易得牙周炎。

217 为什么要矫正牙齿？

如果牙齿不整齐，应该趁着年幼时矫正过来。如果不矫正牙齿，上下牙就不能完全咬合，会影响正常的咀嚼，导致消化不良。一般来说，5 岁以后就可以矫正牙齿了，最佳年龄应该在12~16 岁左右，这个阶段矫正牙齿的效果最明显。

218 为什么要用假牙？

牙掉了会影响吃东西和消化，镶上假牙可以代替真牙工作。最古老的假牙是用象牙雕刻成的，后来又开始盛行金牙、银牙和玛瑙牙，不过这些大多是用来做饰品的，现代的假牙很多是用瓷做的。

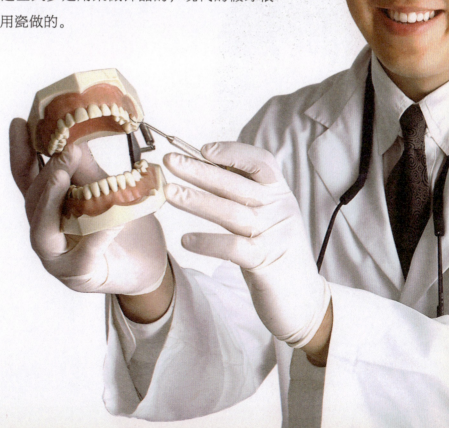

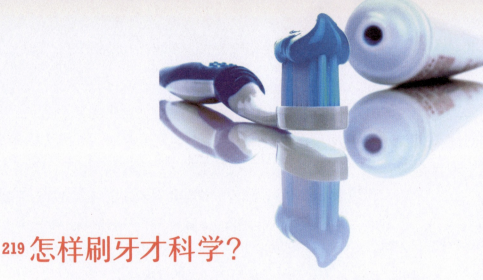

²¹⁹怎样刷牙才科学?

如果刷牙方法不正确,既不能把牙齿刷干净,又会损害牙齿。目前国际上比较推行的刷牙方法是巴氏刷牙法,也称水平颤动法,简单来说就是将牙刷与牙长轴呈 45° 放置,将刷毛尽可能地深入牙间隙、龈沟等部位,短距离震颤刷牙,建议每个部位至少刷 6~8 次。

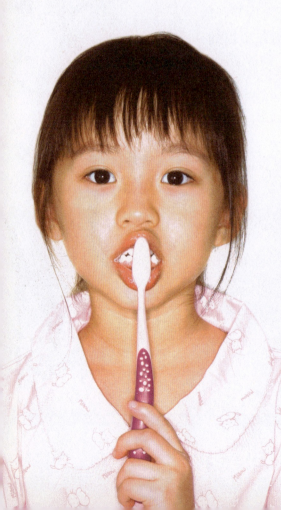

²²⁰为什么晚上也要刷牙?

很多人有早上刷牙的习惯,其实晚上刷牙更为重要。我们吃过晚饭后,一些食物的碎屑会塞进牙缝里或粘到牙表面,如果不及时除掉,经过一夜的发酵会发臭,还可能导致蛀牙和牙龈炎。

221 为什么有些人刷牙时常出血？

有些人刷牙时，牙龈经常出血。刷牙时出血可能是由于刷牙的方法不对，损伤了牙龈才出血的。如果牙齿患有慢性牙龈炎，刷牙时也会出血。另外，身体缺少维生素 C，也可能导致牙龈出血。

222 为什么不能经常用牙签剔牙？

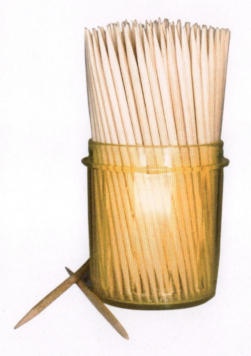

吃完东西后，经常有残渣留在牙缝里，这时需要用牙签把它们剔出来。但如果经常用牙签剔牙，就会使牙缝变大，将来更容易塞东西，而且还会伤害牙龈，导致各种牙病发生。因此，不要经常用牙签剔牙。

第三章

生理与行为

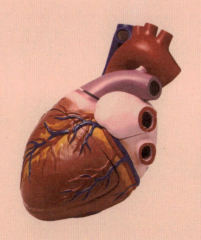

生理学令人惊叹不已。试想一台人工肾，像冰箱那么大，却只能完成天然肾脏的一部分功能。再看现在质量最好的人工心脏瓣膜，也只能使用几年时间，而且每打开、关闭一次都会挤碎一些红细胞。然而天然的心脏瓣膜却能在一生中柔和地启闭大约 25 亿次之多。身体还有精密灵巧的调节系统，它比任何现代化的化工厂都要复杂。

血液和心脏之谜

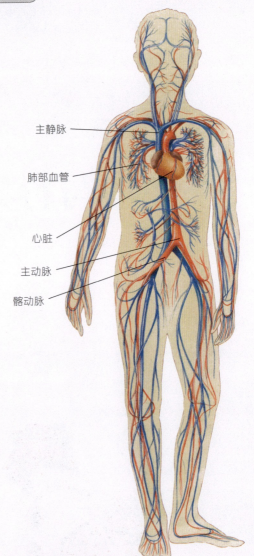

主静脉

肺部血管

心脏

主动脉

髂动脉

血管不断地形成分支，
到达全身各处。

223 血液是怎样流动的?

　　血液是通过心脏泵出，再由血管输送到全身各个部位的。血管分为动脉和静脉两大类。血液从心脏出发，通过动脉流到身体各处，把营养输送到各个细胞。细胞利用完营养物，再把代谢"废物"排到血液中，由静脉送到肺、肾等器官，将血液净化后，再送回心脏。

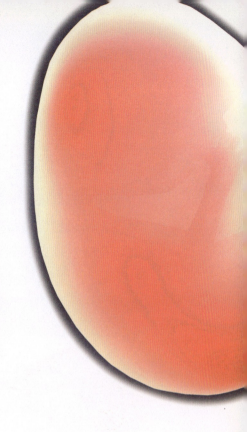

224 血是从哪里来的?

胎儿在母体内两周左右,就已经有了血管,可以合成血红蛋白了。胎儿逐渐长大,肝和脾是他的主要造血器官。婴儿的造血器官已经不同于胎儿,位于骨髓腔内的红骨髓已经取代了肝和脾的功能,而且最终会发展成为人体最重要、最基本的造血器官。

225 血液为什么是红色的?

人的血液里有一种红细胞,这种细胞里有种红色含铁的血红蛋白,它使红细胞呈红色。血液里的红细胞数量特别多,很小的一滴血液中就含有几百万个红细胞。这么多的红细胞,自然就使血液呈现红色。

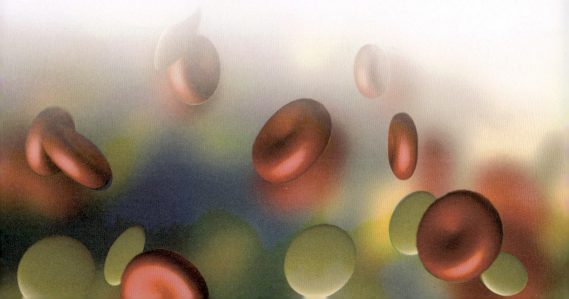

226 为什么说红细胞是运输员？

红细胞日夜不停地在血管中奔跑着。首先，它到肺部载上氧气，输送到全身各处；然后卸下氧气，带上细胞活动产生的二氧化碳气体返回肺部；到了肺部，又丢下二氧化碳气体，再载上氧气，就这样反复地运输着。所以说，红细胞是勤劳的运输员。

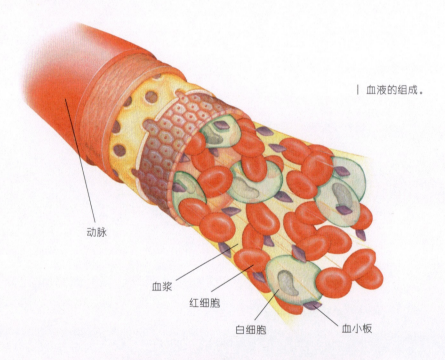

血液的组成。

动脉

血浆

红细胞

白细胞

血小板

227 为什么说白细胞是杀菌细胞？

白细胞数量庞大，一滴血液里面就有1万多个，而且形状千变万化。皮肤被划伤后，伤口就会红肿、发热，这是白细胞跑过去同细菌作战的结果。当肺、胃、肠等内膜上有细菌时，白细胞就会变得很细小，渗出血管，去包围细菌，并消灭它们。

228 皮肤划破后为什么血液不会流个不停？

血液中含有一种特殊的细胞，叫血小板，能够自动修补皮肤的伤口。血小板是血液细胞中最小的一种，但它在血液中的数量非常多。皮肤划伤出血时，血小板就纷纷跑到伤口处，使血液凝成一团，堵住伤口，流血现象很快就止住了。

229 献血对身体有害吗？

一个正常人全身的血液约占体重的 8% 左右，大约有 5000 毫升，循环于心脏和血管内。当人处于安静状态时，在血管内循环的血液不超过全身血液量的 3/5，其余的都贮存在肝、脾和皮下组织的毛细血管内。只有当体力劳动、体温升高以及失血等情况发生时，贮存起来的血液才补充到循环血液中。因此，一次献血 500 毫升以下，不会影响人体的循环血量及其功能。

230 为什么会有不同的血型？

血浆里含有能起黏合作用的凝集素（有 α 和 β 两种），红细胞里则含有能被黏合的凝集原（有 A 和 B 两种），血液中凝集素和凝集原种类的不同就产生了不同的血型。人的血型通常分为四种类型：A 型，红细胞里含有凝集原 A，血浆里含有凝集素 β；B 型，红细胞里含有凝集原 B，血浆里含有凝集素 α；AB 型，红细胞内含有凝集原 A 和 B，血浆里不含任何凝集素；O 型，红细胞里不含任何凝集原，血浆里含有凝集素 α 和 β。

231 为什么血型不合不能输血？

用血型不合的血液输血会引起凝集反应，即红细胞皱缩变形，像叠罗汉似的堆积在一起。这是因为输入血液中的凝集原 A 与病人血浆中的凝集素 α 相遇，或输入血液中的凝集原 B 与病人血浆中的凝集素 β 相遇，就会扭在一起产生凝集反应。

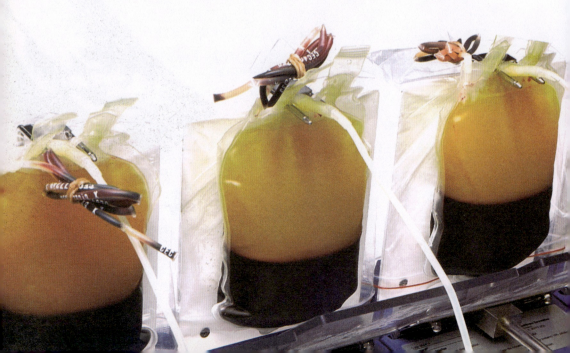

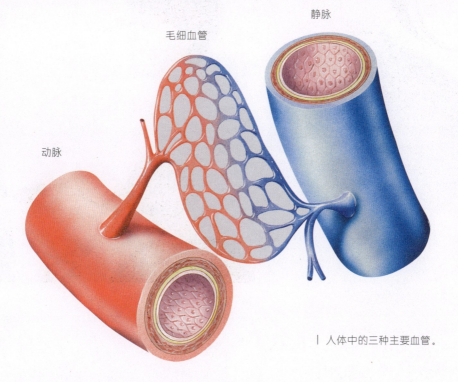

静脉

毛细血管

动脉

| 人体中的三种主要血管。

232 人有多少条血管？

　　人体血管很多，遍布全身各处，包括动脉、静脉和毛细血管。如果将它们连接成一条线，长度可达 10 万千米左右。地球赤道一周大约是 4 万千米长，人体血管接成一条线后的长度可以绕行地球两周半。

233 血管为什么是蓝色的？

　　我们从皮肤上可以看到的血管几乎都是静脉，静脉里流的血液是暗红色的，这种暗红色被一层黄色的皮肤遮住，所以看起来是蓝色的。

123

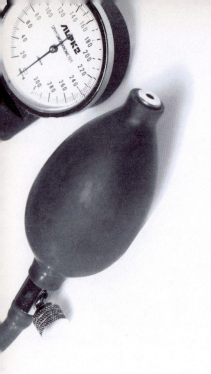

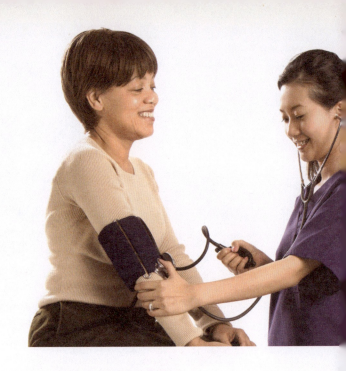

234 血压是什么?

　　血压是血液在血管内流动时作用于血管壁的压力,是推动血液在血管内流动的动力。血压在多种因素调节下保持正常,从而为各组织器官提供足够的血量,来维持正常的新陈代谢。

| 人体心脏模型

235 心脏是什么样的?

　　人的心脏位于胸腔的中部,稍偏左方,呈圆锥形,大小和本人的拳头差不多。心脏内部有四个空腔,上部两个是心房,下部两个是心室,分别称作左心房、右心房、左心室、右心室。

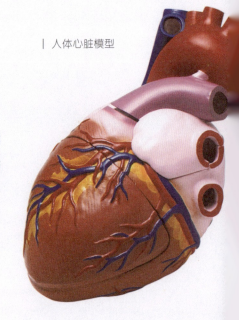

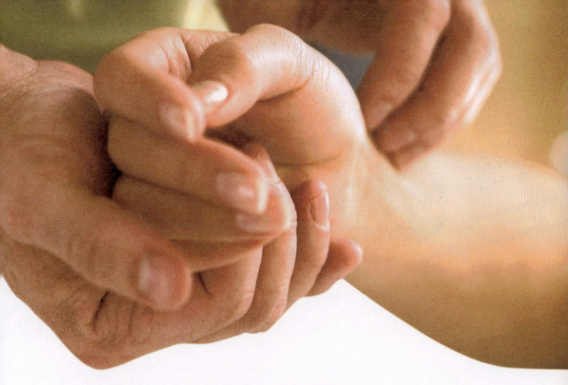

236 心脏为什么跳个不停？

我们平时所说的心脏跳动一次，就是心脏完成一次收缩和舒展，即心脏从一端挤出血液，从另一端吸入血液的整个过程。人体时时刻刻都需要氧气和养分，这得通过血液循环来实现，而心脏是血液循环的动力泵，需要时刻不停地跳动。心肌使心脏跳个不停，来完成这一工作。

237 小孩的心脏为什么跳得比大人的快些？

成年人的心脏跳动在每分钟 60~100 下之间都属正常，而新生婴儿的心脏每分钟能跳 150 下。小孩处于生长发育期，新陈代谢快，也就是说他们需要的养料和排出的废料比较多，所以心脏就跳得快些，以加快血液循环。

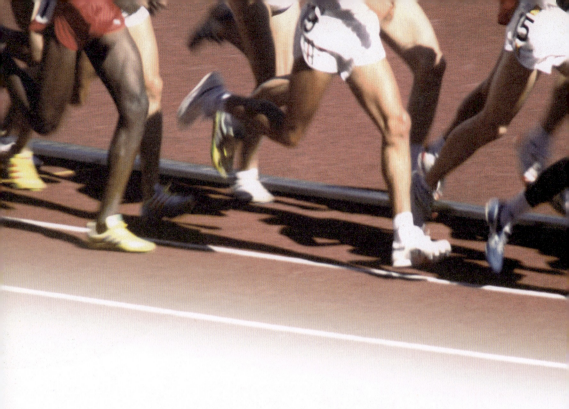

238 人在运动时心脏为什么跳得很快？

　　人在跑步或游泳时，心脏就会"怦怦怦"地剧烈跳动。这是因为，人在运动时需要消耗很多的能量，这时心脏就必须加速跳动，以推动血液运输大量的养分和氧气，来保证身体的需要。所以，人在运动时心脏就跳得很快。

239 为什么说心脏的工作量极大？

　　有研究表明，在正常情况下，心脏在 24 小时内做的功相当于把 32 吨重量的物体升高 0.33 米，如果遇到紧急情况，它的工作量还可以增加三四倍。心脏以 8 米 / 秒的速度喷出血液，一分钟能使血液流动约 500 米呢！这个工作量可真不小。

240 咽和喉是一个器官吗？

人们经常说咽喉，其实咽和喉是两个完全不同的器官。人在张嘴喊"啊"的时候，我们就可以看见口腔最里面的咽。喉在一般情况下是看不见的，因为它在咽的下面。

241 咽由哪几部分组成？

咽在口腔的后部，是一根由肌肉和黏膜构成的管子。咽分成三个部分：上段跟鼻腔相对，叫鼻咽；中段跟口腔相对，叫口咽；下段在喉的后部，叫喉咽。

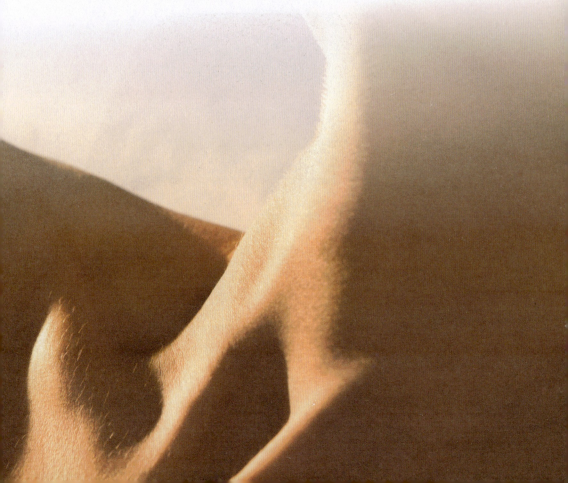

242 人是怎样发声的？

我们能说话，主要是靠声带振动来实现的。声带是口腔深部的黏膜反褶，左右两边各一个，呈半透明状，坚韧而有弹性。成人的声带比小孩的长，男人的声带比女人的长。不同的人声带长度是不同的，这就导致人们有不同的声调。发音越高，声带拉得就越紧，张力也就越大。

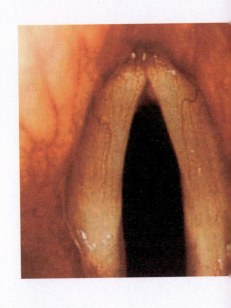

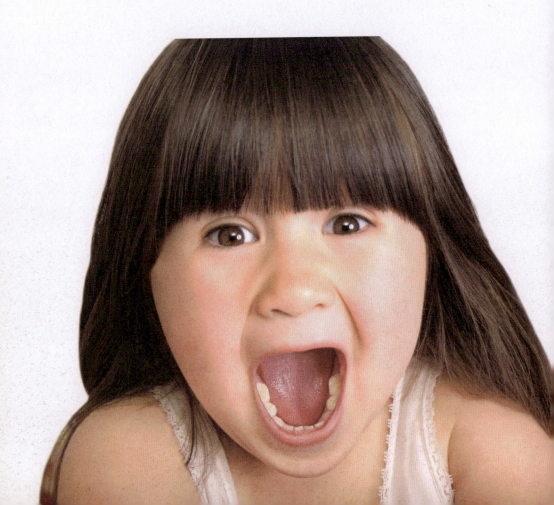

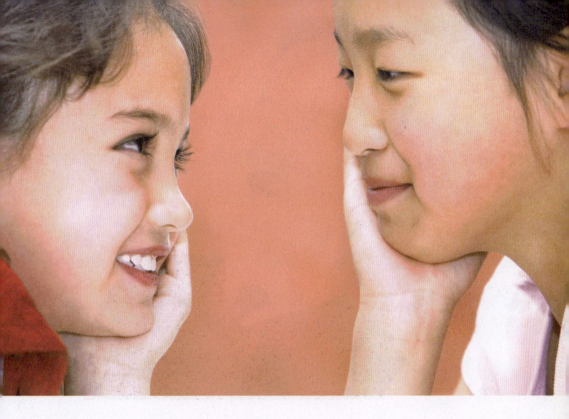

243 人的声音为什么各不相同？

　　每个人都有不同的声音，这主要是共鸣系统协同工作的结果。人在发声时，口腔、咽腔、喉腔、鼻腔和胸腔都要一同工作，而人的各个器官在大小和形状上都会有差别，并且人的性别、年龄、气质、性格也不同，所以声音就不同了。

244 为什么有些人的声音会变得沙哑？

　　有些人的声音沙哑是由于生病造成的，例如喉炎、喉结核等喉病。另外，有些人声音沙哑是由声带过度疲劳造成的，例如长时间地大叫、痛哭、高喊和唱歌等。因此，我们应保护好自己的喉部，尽量避免不必要的伤害。

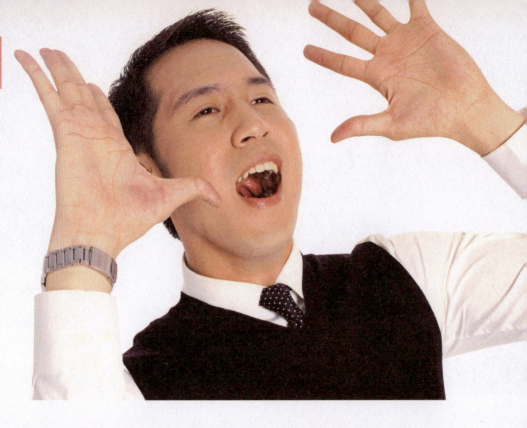

245 发声特大时为什么要把嘴巴张开?

发声特别大时，要把嘴巴张开，以免损伤耳朵内的鼓膜。鼓膜后面有一根咽鼓管通向鼻腔，嘴张开后，声波从耳朵和咽鼓管同时冲向鼓膜，鼓膜所受的内外冲击力相抵消，就不会被破坏了。

246 人为什么一刻也不能停止呼吸?

呼吸是为了气体交换，吐故纳新。通过呼气，把身体里产生的二氧化碳送到体外，通过吸气，让空气中的新鲜氧气进入身体，这样，生命活动才能正常进行。由于生命活动时刻需要能量维持，而制造能量离不开氧气，因此，呼吸运动一刻也不能停止。

247 口吃是一种病吗？

我们把说话磕磕巴巴、不流利的现象称为口吃。口吃不是疾病，而是一种长期形成的不良习惯。造成口吃的原因有很多，有些人看到别人说话很流利，自己却不行，心理上产生了自卑感，说话时紧张，吐字断断续续，就会口吃；有些人是因为好奇，模仿别人口吃，说着说着自己也变得口吃了。

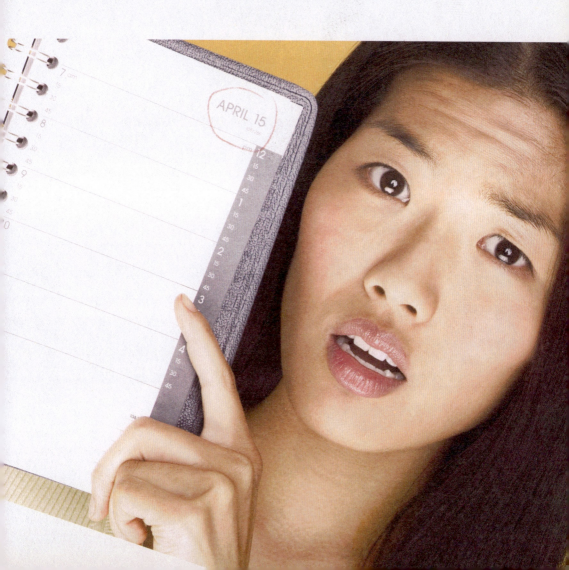

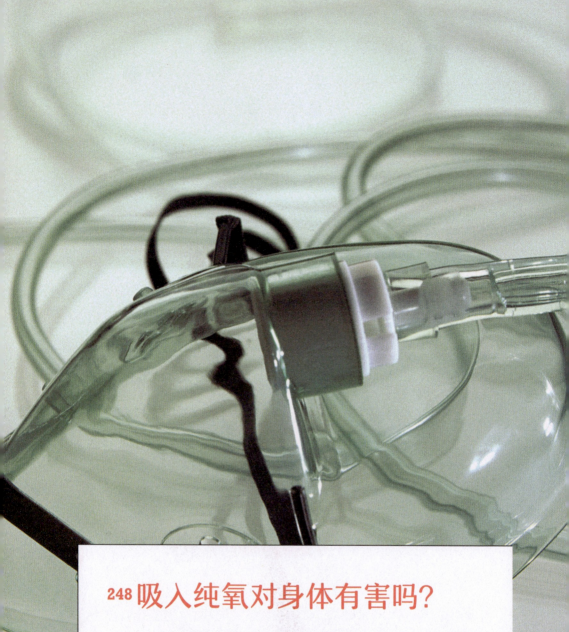

248 吸入纯氧对身体有害吗?

　　人不能在纯氧中生存,原因有两个:一是氧化,纯氧的氧化性很强,可以不需任何酶的催化就与胆固醇反应,而胆固醇又是细胞膜的组成成分,因此,纯氧会导致细胞生命终止;二是高浓度的氧气在氧化过程中会产生大量自由基,而自由基是导致人类衰老的因素,并且还可以引发癌症。所以,我们不能吸入纯氧。

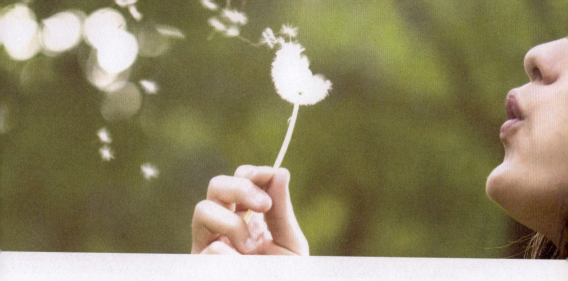

249 人呼出的气体都是二氧化碳吗？

呼吸时，我们吸入的并不都是氧气，同样呼出的也不全是二氧化碳。在吸入的新鲜空气中，氧气的含量只有 20.95% 左右，氮及其他气体占了 79%，其中还有 0.05% 左右的二氧化碳。在呼出的气体中，氧气的含量减少到 16% 左右，而二氧化碳的含量却提高到 5% 左右，其他气体的量几乎不变。

250 为什么说肺是气体交换器？

肺位于人的胸腔中，左右各一个，和支气管相连。由心脏流出的含有二氧化碳的血液，经肺动脉到达肺泡内，进行气体交换，变成含有氧气的血液，再经肺静脉流回心脏。这个过程实现了气体交换，肺则充当了交换器的角色。

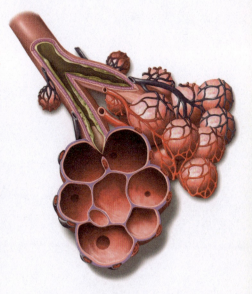

| 肺泡剖面图

133

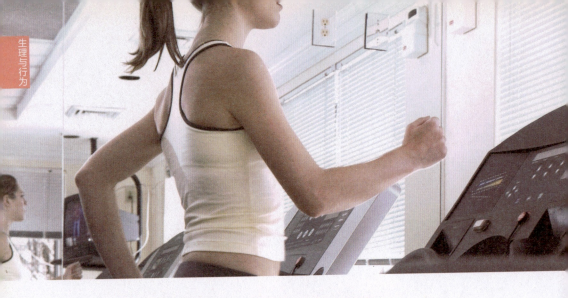

251 肺活量越大就越健康吗？

当人用力吸气，一直吸到不能再吸的时候为止；然后再用力呼气，一直呼到不能再呼的时候为止，这时呼出的气体量称为肺活量。正常成年男子的肺活量为 3500~4000 毫升，女子的为 2500~3500 毫升。肺活量代表一个人的潜在呼吸能力的大小，它在某种程度上可以反映一个人的健康状况。可以说，肺活量越大，新陈代谢越旺盛，精力体力就越充沛，身体就越健康。

252 痰是怎样产生的？

人的气管和支气管是空气进入肺之前的呼吸通道，里面有黏膜，黏膜上经常分泌一些液体，用来湿润黏膜和黏附空气中的灰尘及微生物。黏膜上有无数纤毛，它们不断地向外扇动，将气管的分泌液扇到咽腔，随唾液吞咽进入胃，这种情况下通常并不会咳嗽。然而，当气管和支气管受到刺激或者发炎时，分泌液会大量增加，纤毛不能扇走，就要通过咳嗽咳出来，痰便产生了。

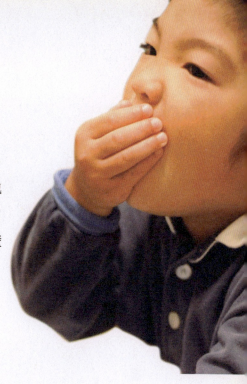

253 人为什么会咳嗽？

　　人在感冒时会咳嗽，嗓子痛时也容易咳嗽。有时人没有生病也会咳嗽，这是因为空气中的灰尘沾到气管壁上，刺激气管黏膜，大脑接收到信息，就命令气管排除有害物质，这时就通过咳嗽来达到这个目的。

254 人为什么会打哈欠？

　　人在疲劳或困倦的时候，总会打哈欠。打哈欠是身体缺氧的表现。人疲劳时会供氧不足，需要大口地吸气，将氧气送到身体的各个部分，来满足身体的需要。打哈欠时，两眼闭合，面部、颈部和咽喉的肌肉都紧张地收缩，大脑的兴奋减弱，对周围环境刺激的敏感度降低，人体得到了暂时的休息。

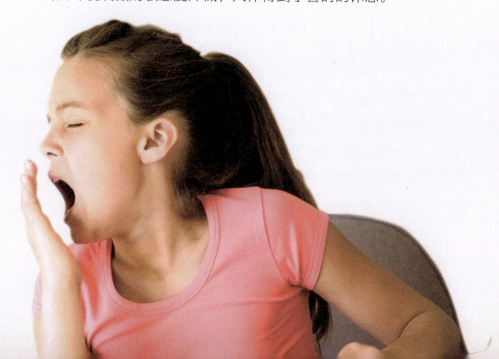

消化之谜

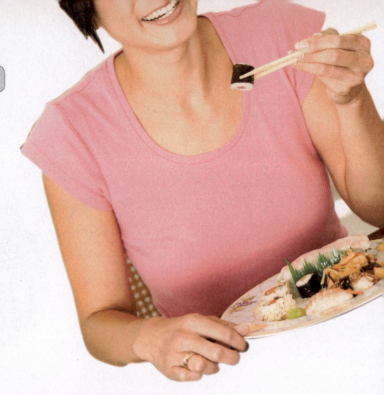

255 人为什么必须吃饭？

人们做任何事都需要用力气，而力气的产生与吃饭息息相关。这是因为人必须从食物中获取各种营养物质，这些物质被人体吸收后，通过一系列化学反应生成能量，使人有了力气。所以，人必须要按时吃饭，为身体补充养料。

256 为什么说唾液是"金津玉液"？

人的嘴里一天到晚都是湿漉漉的，充满唾液。唾液是由唾液腺分泌出来的，它的主要功能是帮助人消化食物。人们之所以把唾液称为"金津玉液"，是因为它还有很多其他功能。唾液可以帮助润滑口腔，吞咽和溶解食物，同时也刺激味蕾，辨别味道，中和或稀释味道重的食物，预防胃溃疡，减少龋齿等。另外，唾液中含有一些特殊的物质，它们具有杀毒除菌、帮助止血和愈合伤口的作用。把唾液涂在伤口上，可以加速伤口愈合。

257 吃饭时为什么要细嚼慢咽？

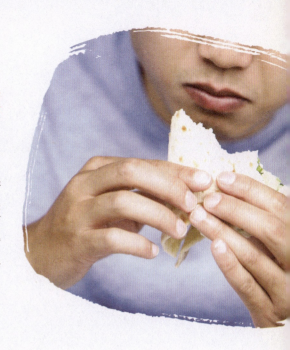

小朋友吃饭时经常会狼吞虎咽，这时妈妈就会说，吃饭要细嚼慢咽。如果把食物嚼得很碎，它们就可以和唾液充分地混合，这样有助于消化，有益于身体健康。

258 吃东西时说笑，为什么会被呛着？

在口腔深处，气管和食管会从某一处分开，这里有块叫会厌的软骨。在吞咽东西的时候它会盖在气管口上，说话时则打开。但是当我们边吃边说笑时，如果会厌软骨来不及把气管盖好，食物就会落入气管。由于气管只接纳空气，不接纳其他东西，人就会剧烈咳嗽，试图把异物咳出气管。

259 打嗝时为什么不要喝水？

打嗝时，空气不停地从气管出入，气管上部的开口一直是开放的。如果这时喝水，水很容易进入气管，引起反射性的咳嗽，导致呼吸困难。所以，打嗝时不要喝水。

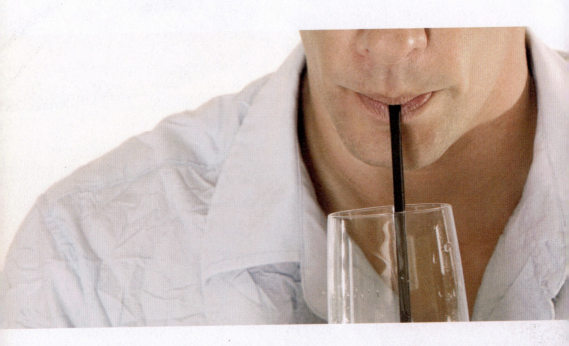

260 为什么人打嗝的时候受到惊吓就会停止打嗝？

打嗝大多是由于受到冷风的刺激而引起的，打嗝时胸部一缩一缩的，非常难受。别人正在打嗝，你突然吓他一跳，他就会停止打嗝。这是因为打嗝是一种神经反射活动，人如果突然受到惊吓，神经的注意力就会转移，所以就不再打嗝了。

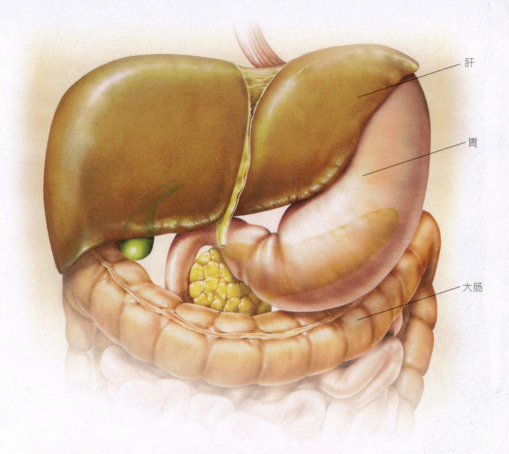

肝

胃

大肠

261 胃为什么能够消化食物？

胃是人体主要的消化器官之一。胃能分泌大量胃液，胃液酸度很高，可以杀死食物中的细菌，使富含纤维的食物变得柔软，把食物中的蛋白质分解成便于人体吸收的氨基酸。

262 胃为什么不会把自己消化掉？

胃能消化肉类，但却不会把自己消化掉，这是因为胃有自我保护的方法。胃能分泌一种黏液，黏液在胃的内表面形成一层保护膜，保护胃不被酸的胃液消化和腐蚀掉。

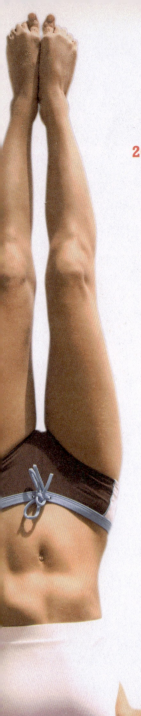

263 人倒立时，食物为什么不会从嘴里流出来？

我们把食物吃进肚子里，就算是倒立，食物也不会流出来。这是因为食管与胃连接部分的贲（bēn）门，就像一个单向阀，只能向下开放，不能向上开放。当我们咽下食物的时候，贲门就会张开，让食物通过；当食物进入胃后，贲门就紧缩在一起，堵住通道，不让食物倒流。

264 饿了的时候为什么肚子会咕咕叫？

饥饿时，胃壁会收缩，告诉大脑该吃饭了。如果没有及时吃饭，胃的蠕动加强，胃内液体和吞咽时带进胃里的气体一道在胃里翻滚，一会儿跑到东，一会儿跑到西，便发出了"咕咕"的声音。

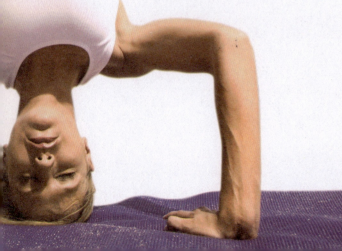

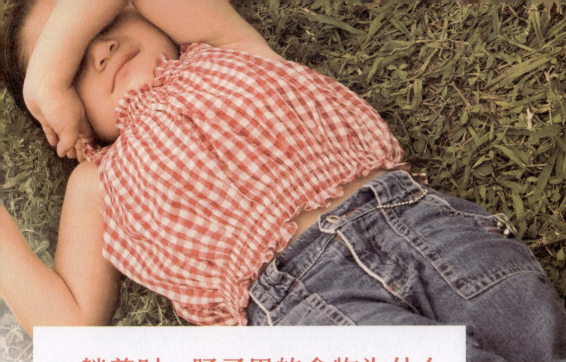

265 躺着时，肠子里的食物为什么不会倒流进胃里？

在胃与十二指肠连接的地方，长着一圈长度仅为2~3厘米的环形肌肉，叫幽门。幽门就像开关一样，可以开启、关闭。由于肠子干活很慢，只能一点点地接受食物，幽门只好一点点地让食物从"门缝"挤到肠子里，这样食物就很难倒流到胃里了。

266 腹腔内的器官挤在一起为什么不会磨坏？

在人体的腹腔中，有很多器官都在蠕动，可是它们之间都没有因为拥挤而磨破。这是因为腹腔中的腹膜能够不断地分泌出一些浆液，润滑腹腔中的这些器官，使摩擦减小。

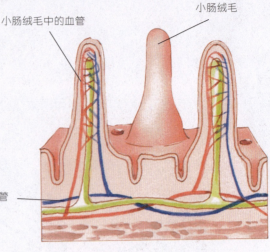

小肠绒毛中的血管

小肠绒毛

小肠黏膜上长着数千根手指状的小肠绒毛，它们吸收食物中的营养，并把营养输送到血液和淋巴系统中。

小肠黏膜上的血管

267 小肠是怎样吸收养料的？

在小肠中有许多绒毛，这些绒毛与许多极细的血管和淋巴管相连。维生素、矿物质、水和其他经过消化的食物中的养料可以直接被小肠绒毛吸收，然后再通过血管和淋巴管运送到全身各处。

268 大肠有什么用？

食物经过小肠的消化和吸收后，剩余的残渣进入大肠。大肠没有重要的消化活动，其主要功能是吸收水分、暂时贮存食物残渣、形成粪便并参与排便反射。

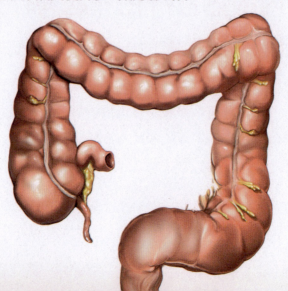

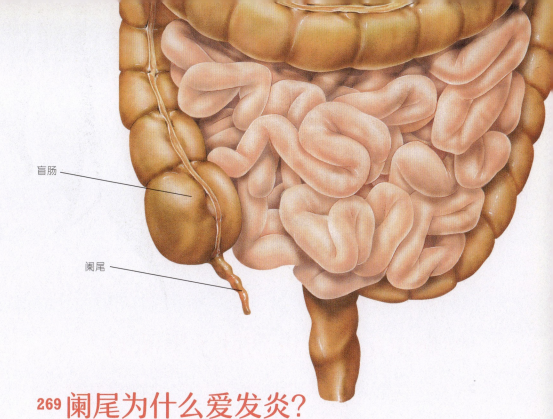

盲肠

阑尾

269 阑尾为什么爱发炎？

阑尾爱发炎，这与其生理构造有关。阑尾生长在盲肠后内侧，是一条又细又窄的盲管。由于管腔细小，逆流入腔内的肠道物质不易排出，可造成堵塞，引发细菌大量繁殖。再加上阑尾黏膜有丰富的淋巴组织，当有炎症时淋巴组织肿大，管腔越来越狭窄，会使炎症迅速蔓延至整个阑尾。

270 肠道里的细菌都是坏家伙吗？

这得分情况来说。肠道里的细菌最多的是乳酸杆菌，约占肠道细菌总量的70%。它们自人出生后不久就寄存在肠道里，成为人的终身"伙伴"。正常情况下，它们不但无害，还能为人体制造某种维生素，是有益的。可是，当人体抵抗力减弱时，它们就会变坏，让人腹泻。另外，它们只要一离开肠道，就变成了可怕的致病菌，会引发许多急性炎症。

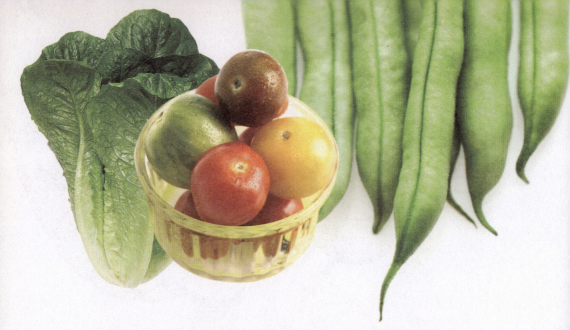

271 蛔虫是怎么进到肚子里面的？

当人们用含有虫卵的粪便施肥，作物和土壤中就可能会有虫卵。如果不注意饮食卫生，把带有虫卵的食品吃到肚子里，虫卵就会在肠子里变成蛔虫。

272 人吃饱后为什么就没有食欲了？

大脑中管吃东西的是摄食中枢和饱中枢。当胃得到足够的食物后，会将情况反映给大脑，大脑的饱中枢就处于兴奋状态，决定不再吃饭了，所以人看到食物也就没有食欲了。

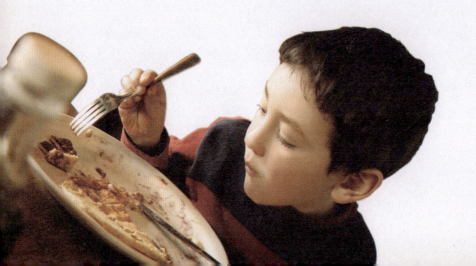

273 一顿饭需要多少时间才能消化完？

人的胃能容纳大约 1 升的食物，并且会在 2~6 小时内慢慢把这些食物送到消化道的其他地方。在你吃第一口饭菜之后的 12 小时，结肠便开始排泄此顿饭的代谢废物。

274 喝酒为什么会醉？

人一喝酒，酒中的乙醇便迅速被消化系统吸收，进入血液，传到脑部。乙醇令脑与身体之间信息的传达变慢，心跳加速，心脏负担加重。如果饮酒过度，脑中控制语言、视力和平衡的中枢会受影响，人就表现出醉了的状态。

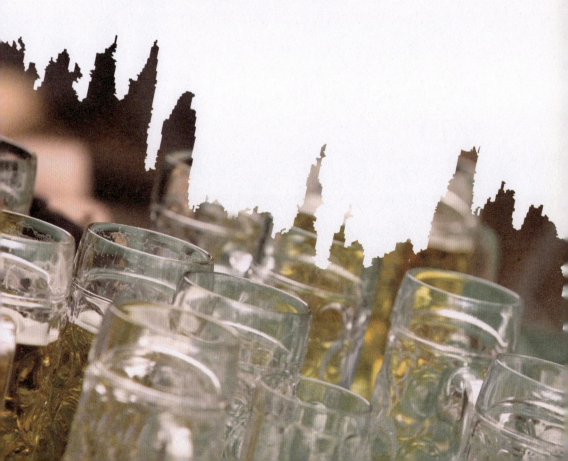

275 人为什么必须吃盐？

盐是维持人体正常发育不可缺少的物质，可调节人体内水分的均衡分布，维持细胞内外的渗透压，参与胃酸的形成，促使消化液的分泌，增进食欲，同时还能保证胃蛋白酶作用所必需的酸碱度，维持机体内酸碱度的平衡和体液的正常循环。所以说，人不能不吃盐。

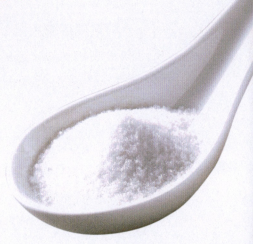

276 为什么说肝脏是人体的"化工厂"？

肝脏是人体消化系统中最大的消化腺，也是新陈代谢的重要器官。体内的物质会在肝脏内发生一系列重要的化学变化：有的物质在肝脏内经过化学分子结构的改造；有的物质在肝脏内被加工；有的物质经转变后被排泄出来；有的物质，如蛋白质、胆固醇等在肝脏内合成。因此说肝脏是人体内的一座"化工厂"，一点儿都不为过！

277 肝脏是如何为人体解毒的？

肝脏能对一些有毒物质进行改造，从而起到解毒作用。肝脏能将氨转变为尿素排泄，避免了中毒；如果饮酒，酒中的乙醇到体内会变成乙醛，乙醛与体内物质结合产生毒性反应，出现醉酒症状，肝脏可将乙醛氧化为醋酸除去；人们服用的药品往往有一定毒性，这时肝脏又能将药物改造，变为水溶性物质，经尿或粪便排出。

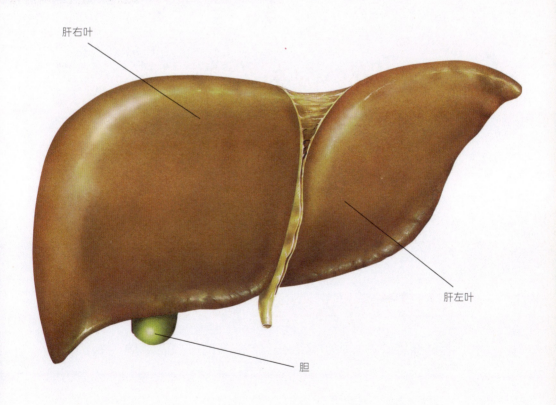

肝右叶

肝左叶

胆

| 肝脏也是消化系统的一部分。

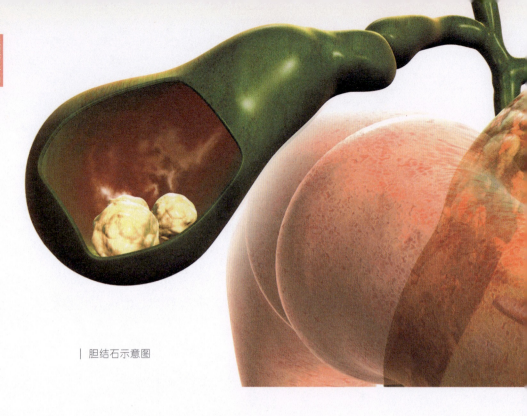

| 胆结石示意图

278 胆是肝的"兄弟"吗？

人们经常用"肝胆相照"来比喻真心相待，表达了肝和胆之间的亲密关系。其实，胆囊只算是肝的附属器官，主要是储藏肝脏分泌的胆汁。没有胆囊，人照样可以生活。

279 胆里为什么会长"石头"？

胆里长的石头叫胆结石。胆结石的形成需要有"核儿"，这个核可以是胆色素或胆固醇结晶，也可以是蛔虫卵或死去的细菌。它们由于某种原因沉淀在胆道内，被胆盐一层层地包裹起来，就变成了结石。

280 为什么说脾是多功能的调节器？

　　脾呈椭圆形，赤褐色，质地柔软，在胃的左侧。脾是一个多功能的器官，既能够制造新的血细胞，吞噬衰老的血细胞，又能产生淋巴细胞与抗体，还能储藏铁质，调节脂肪和蛋白质的新陈代谢等，因此它称得上是人体的多功能调节器。

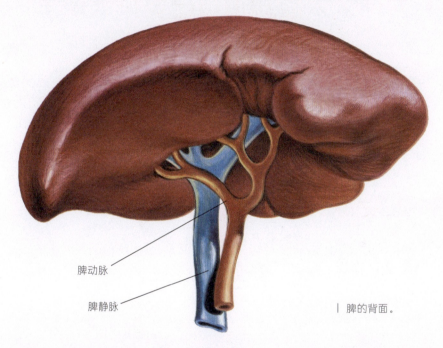

脾动脉

脾静脉

| 脾的背面。

281 人没有脾能活吗？

　　脾是个有用的器官，但并不是一个必不可少的器官，少了它人照样能活。研究表明，正常人切除脾脏后对人体的损伤很小。许多疾病都能引起脾肿大，而过分肿大的脾会造成人体贫血。为了治疗贫血，有时医生会给病人进行脾切除术，将脾摘除，这对病人的健康不仅无害而且有益。

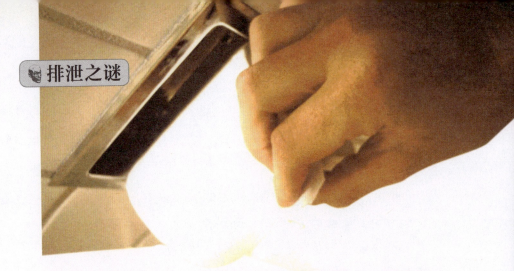

282 为什么人能知道自己要排大便了?

人的大肠比小肠短得多,大约只有 1.5 米。大肠的主要作用就是吸收食物残渣中的水分和矿物质,并将食物残渣运送到肛门。当食物残渣到达肛门口时,它会对肛门产生一定压力,人感觉到压力,就想排大便了。

283 人受凉为什么会拉肚子?

如果晚上被子没盖好,肚子露在外面,第二天就会拉肚子。人的肚子被风吹到,肠的蠕动就会增加,这会使肠子里没有消化的食物残渣和水分提早排出体外,表现为腹泻。

284 粪便为什么又黄又臭?

粪便为黄色,是因为其中混合了来自胆管中的胆汁。胆汁在肠道内被肠道细菌不断发酵和分解,形成胆红素。胆红素和粪便混合在一起使大便带有黄色。粪便会发臭,是因为食物在消化代谢中会产生硫化物及氨。硫化物及氨都是食物经胃肠内的微生物发酵的产物,含量越多则大便越臭。

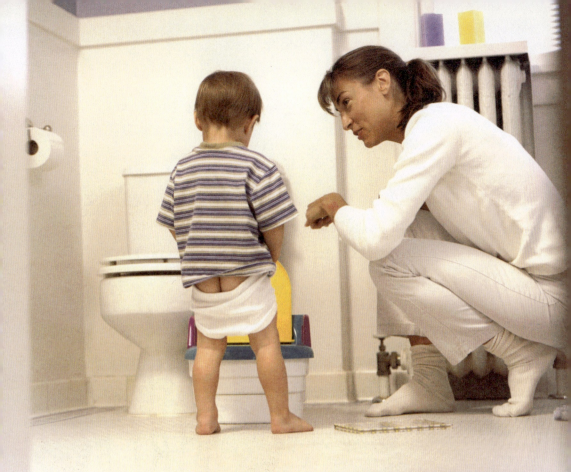

285 屁是怎么形成的？

人吃下去的食物，在肠道菌群的作用下发酵、分解、腐败，便会产生一些气体。一旦这些气体积蓄多了，便会刺激肠道蠕动。在蠕动作用的推动下，这些气体由肛门排出，就成了屁。

286 尿是怎样形成的？

肾的表面有纤维组织构成的薄膜，有血管从薄膜内缘通入肾内。当血液流经肾时，血液中的废物和多余的水分就被过滤到肾小管中，形成尿液。尿液通过输尿管进入膀胱，当积累到一定量时，大脑就会命令膀胱把尿排出体外。

287 人生下来就会撒尿吗？

大约有99%的新生婴儿，在出生后的36~48小时内，就会自动排尿，这说明肾脏早已经有了泌尿功能。其实，人在未出生前就有了泌尿功能，胎儿在母亲的子宫内就开始撒尿了。

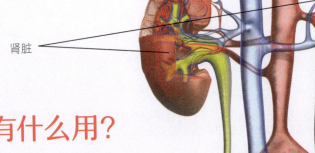

肾脏

288 肾有什么用？

肾是人体主要的排泄器官，形状像蚕豆，在脊柱的两侧各有一个。肾通过生成和排出尿液，排泄体内代谢废物及有害物质，重新吸收有用物质，来调节水、渗透压及酸碱平衡，维持机体内环境的稳定。同时，它还分泌多种与代谢有关的物质。可以说，肾是维持人体正常生命活动的重要器官。

289 为什么人紧张的时候总想上厕所？

当人紧张的时候，大脑处于敏感状态，即使很少的信息传来，它也能感觉到。这个时候，膀胱里可能只有一点点尿液，但大脑也会由于受到刺激而下令排尿，所以人就会频繁地上厕所。

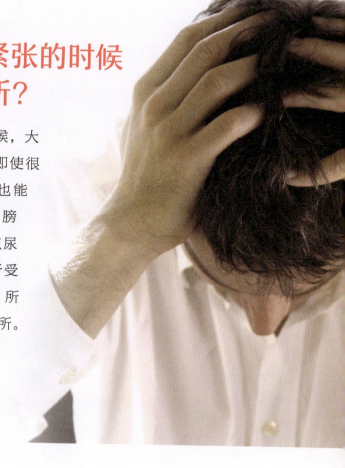

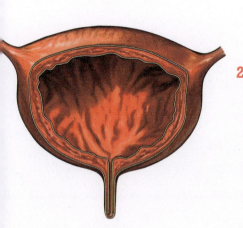

| 膀胱示意图

290 为什么不能憋尿？

如果总是憋尿，是会憋出病来的。尿贮存在膀胱里时间久了，会繁殖大量细菌，可引起泌尿系统感染，出现尿频、尿急、尿痛等症状，而且还会影响膀胱的收缩功能，造成以后排尿困难。

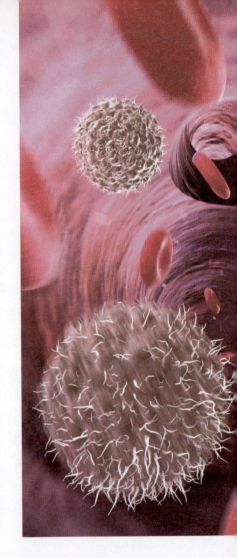

淋巴细胞和红细胞

免疫与内分泌之谜

291 人体是怎样防御外敌侵害的?

经常会有一些细菌、病毒来侵害我们的身体,这时我们就需要启动免疫系统来对付它们了。人体的免疫系统很复杂,由多种器官和细胞组成,其中白细胞负责在血管内巡逻,进行一系列防卫和免疫工作,例如释放抗体及净化血液;蛋白质为抗体,在血液及组织内循环,以加强身体的防卫能力,也协助白细胞发挥作用;淋巴细胞是可以记忆如何保护身体的特殊细胞,有的还可以摧毁被感染细胞。有了免疫系统,我们就不容易受病原体侵害了。

292 人为什么会过敏?

人体免疫系统会排斥某些物质,如花粉、尘螨、皮毛以及药物等,从而引起人体的异常反应,这就是过敏。正常情况下,身体制造抗体是为了保护身体不受疾病的侵害,但过敏者的身体却会将正常无害的物质误认为是有害的东西,制造出大量抗体,来对付它们,这时身体就出现了一系列异常的过敏反应,如皮肤红肿、瘙痒、出现斑块,或喉部、支气管、胃肠痉挛等。

293 扁桃体到底有用没用？

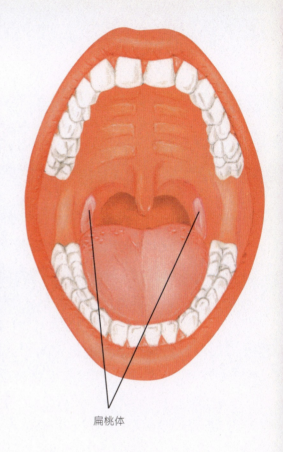

扁桃体

人的咽部有丰富的淋巴组织，它们聚集成团，称为扁桃体。扁桃体是人体的一个免疫器官，可抵御侵入机体的各种致病微生物，起到一定的抗病作用。但在长期炎症的刺激下，扁桃体反而会失去正常功能转化为对人体有害的"病灶"，这时医生会建议切除它。

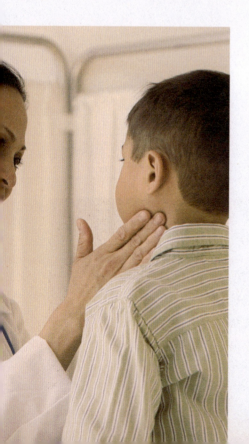

294 脖子旁边有疙瘩是病吗？

6~12 岁的儿童，在颈部经常可以发现一些黄豆般大小能活动的小疙瘩，数量不等，也感觉不到痛。这大多是正常现象，是淋巴结在正常发育。人的全身大约有 500 多个淋巴结。

295 为什么说胸腺是人体"免疫之王"？

胸腺是位于胸骨后面如火柴盒般大小的柔软组织。它是人体的免疫器官，能储存并分泌免疫细胞。种种研究表明，人体有着众多防御力量，例如脾脏、淋巴结、骨髓、扁桃体等，但主力军是胸腺。因此，胸腺被誉为"免疫之王"。但随着年龄的增长，胸腺会逐渐萎缩。

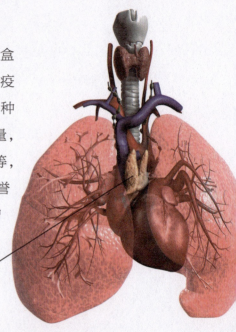

胸腺

296 为什么说发烧不是坏事？

人体发烧了，表示有细菌或病毒侵入。发烧时，人体免疫系统便发挥作用，白细胞开始与细菌或病毒作战，直到消灭它们为止。发烧告诉我们身体生病了，需要看医生，好让我们及时地治愈疾病。

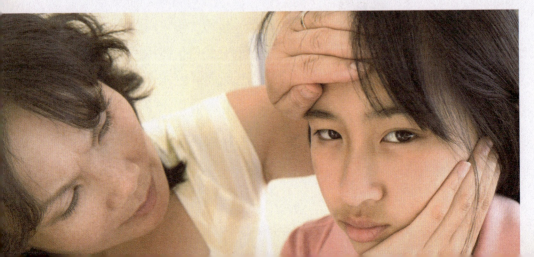

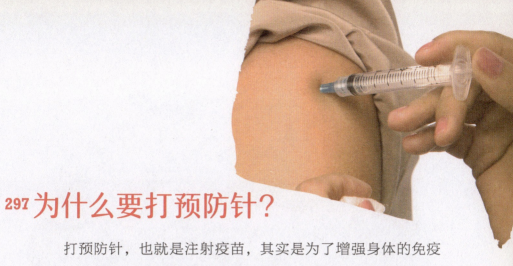

297 为什么要打预防针？

打预防针，也就是注射疫苗，其实是为了增强身体的免疫能力。大多数病菌都具有传染性，如果不加以防治的话，会使很多人感染从而生病。疫苗的本质是已经被人为杀死的病菌，将它注射到人体内，可以帮助人体的免疫细胞识别和抵抗这种病菌。这样，就算活病菌进来了，免疫细胞也可以轻松地把它们消灭掉。

298 人在情急的情况下为什么力气会特别大？

人在情急的情况下，肾上面的小腺体就会分泌一种化学物质——肾上腺素。只要有少量的肾上腺素进入血液中，就会使血压上升，体内储存的糖就会被送到血液中，为肌肉提供大量的能量，使肌肉收缩有力。因此，这时的人就表现为力气特别大。

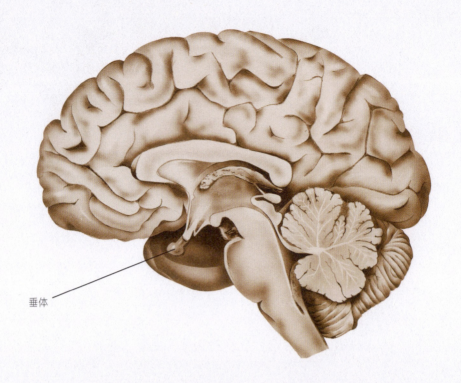

垂体

299 人的生长发育是由谁来调控的？

人脑内有一种特别重要的内分泌腺——垂体，虽然它只有大约 5 克重，还不如一粒蚕豆大，但它所产生的激素不仅与身体骨骼和软组织的生长有关，还可以影响其他内分泌腺（甲状腺、肾上腺、性腺）的活动。可以说，人的生长发育、新陈代谢都是由垂体来调控的。

300 胰腺在人体中有哪些作用？

胰腺又叫胰脏，位于胃的后下方，形状像牛舌头。它能够分泌胰液，帮助消化，是人体内仅次于肝脏的第二大消化腺。它还能分泌胰岛素，胰岛素可调节体内糖的新陈代谢。

301 胰岛素有什么用？

进餐后，胰腺会立即释放出胰岛素。胰岛素能促进肝脏从血液中摄取葡萄糖，并加以贮存备用。假如胰岛素不足，肝脏就不能贮存葡萄糖。这样便会使大量葡萄糖存留在血液中，从而引起糖尿病。

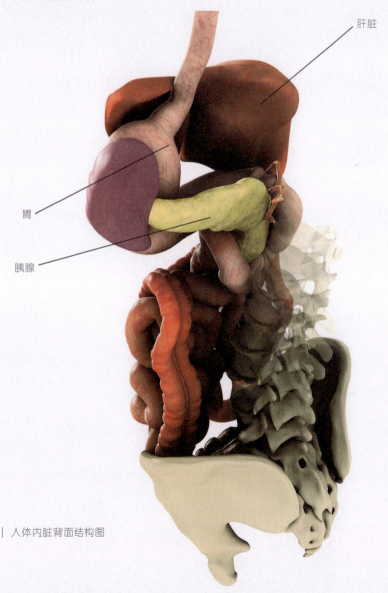

肝脏

胃

胰腺

| 人体内脏背面结构图

第四章

性别与生命历程

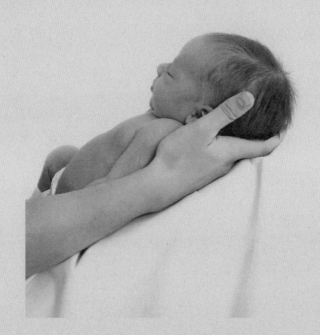

　　在动物界，将一个生命带到这个世界的两个个体，就被称为父母。它们是这个新生命的父母，并且永远拥有父母的身份。对人类而言，父母包含了更多的含义，不仅仅代表了男人和女人是这个新生命的伟大创造者，还是这个生命的亲人，代表了亲恩。这个新生命在父母的庇护下，按照自然规律一点点成长，直到成年独立，然后也会进入父母的角色。生命就是如此生生不息、循环往复的。

性别之谜

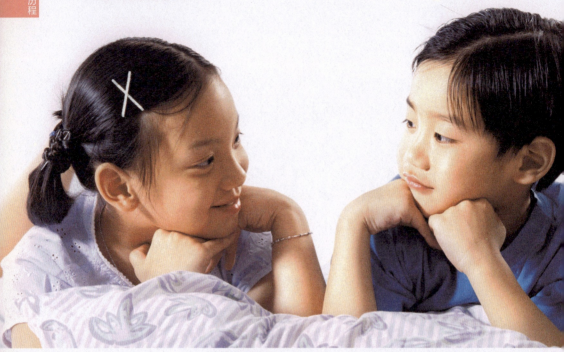

302 人为什么会有男女之分？

　　人有男有女，这是由人体内两条性染色体决定的。人体细胞内有 46 条染色体，其中 44 条双双成对，男女一样；另外两条称性染色体，男女之分与这对性染色体息息相关。女性的性染色体是 X 和 X，男性的性染色体是 X 和 Y。如果人体有 Y 染色体就证明是男性，否则就是女性。

303 男人和女人在体态上有何差别？

　　男女在幼年的时候，只是性器官有差别，从其他方面很难辨认。成年后就比较好辨别了，女人的胸部是隆起的，男人有胡须。

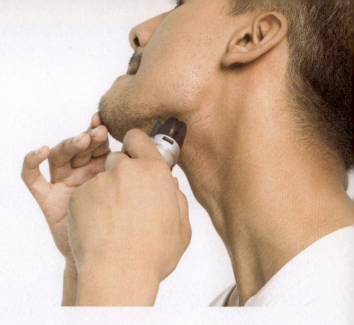

304 为什么只有男性长胡子？

男性都会长胡子，因为胡子是男性的第二性征之一。男性在 15 岁左右，嘴唇周围就有了细而软的绒毛。当男性逐渐成熟后，体内开始大量分泌雄性激素，雄性激素能使毛发变粗变黑，所以男性就长胡子了。

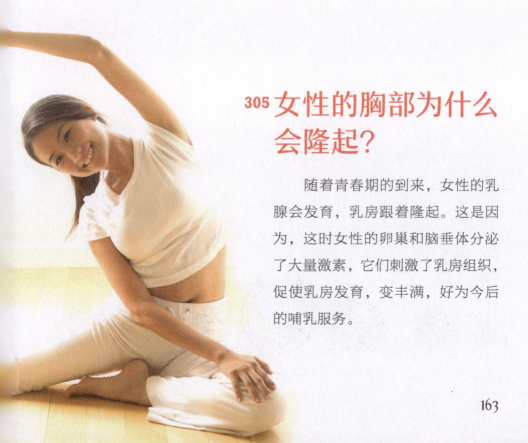

305 女性的胸部为什么会隆起？

随着青春期的到来，女性的乳腺会发育，乳房跟着隆起。这是因为，这时女性的卵巢和脑垂体分泌了大量激素，它们刺激了乳房组织，促使乳房发育，变丰满，好为今后的哺乳服务。

306 人体有哪些生殖细胞？

人体只有两种生殖细胞：位于女性体内的是卵子，在卵巢内生成；位于男性体内的是精子，在睾丸内生成。卵子呈圆球形，个头很大，直径约为 0.2~0.5 毫米。精子的形状很像蝌蚪，全长仅约 0.06 毫米。精子的头部最重要，拥有能够创造生命的物质；尾部能摆动，可推着身体向前运动。

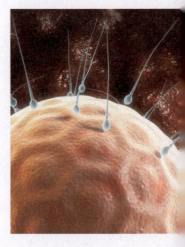

| 精子正在靠近卵子。

307 月经是怎么回事？

当女孩子进入青春期后，卵巢逐渐发育成熟，并开始分泌雌激素。雌激素促进子宫内膜增厚、充血。在月经来潮前的第 14 天前后，卵巢开始排卵，并分泌大量雌激素和孕激素，同时子宫内膜继续增厚并且变松散，为接纳受精卵做准备。若是卵子并未受精，在排卵后 14 天左右，子宫内膜剥离出血，月经就出现了。

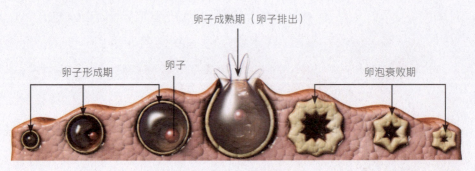

卵子成熟期（卵子排出）

卵子形成期   卵子   卵泡衰败期

| 卵巢的排卵过程。

308 女性初潮大概是在什么时候？

女性第一次月经来潮叫月经初潮，简称初潮。初潮一般发生在 13~15 岁左右，体质强壮、营养良好的女孩可早至 11~12 岁，体质弱、营养不良的女孩可推迟至 17~18 岁。

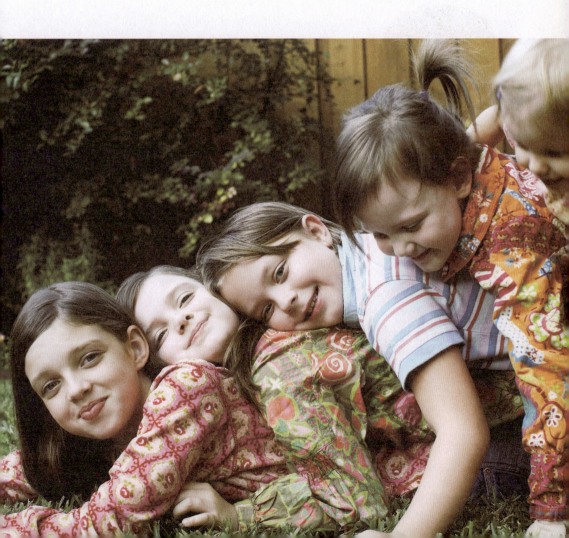

生命诞生之谜

309 人的生命是怎样开始的?

　　人的生命是从卵子和精子结合以后成为受精卵开始的。受精卵在母亲的输卵管内分裂,然后一点点移动到母亲的子宫上,与子宫内膜结合,形成胎盘,然后开始继续分裂,长成胎儿。怀孕大约5周时,胎儿就有了心跳、脊椎和神经系统。怀孕14周时,胎儿基本已经成形,但长度只有12厘米左右,还要在母体内继续生长,直到所有器官都发育完备后才准备诞生。

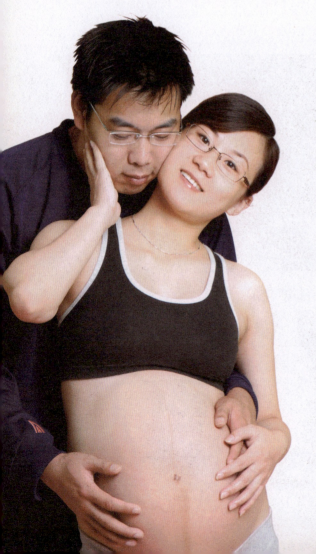

310 生男生女由谁决定?

　　女性的性染色体是XX,男性的性染色体是XY。男性可以产生一种带有X染色体的精子和一种带有Y染色体的精子,而女性只能产生带有X染色体的卵子,所以生男生女其实是由男性决定的。

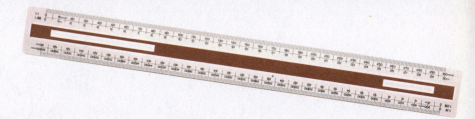

311 人类中男女的占比完全一样吗？

从理论上讲，人类生男生女分别有50%的概率，可是在人出生后的不同年龄段，男女占比有很大差别。在我国，50岁以下人群中往往是男性占比要高于女性；而在50岁以上人群中，则是女性占比要高于男性。

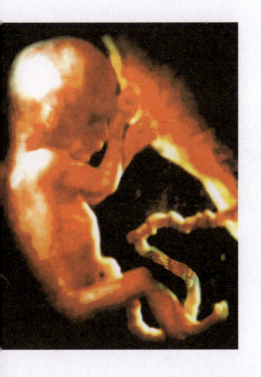

312 胎儿在妈妈肚子里吃什么？

妈妈的子宫里有个被称为胎盘的圆饼状组织，那里是胎儿的家。胎盘好像一个温暖的袋子，里面有许多胎儿需要的液体养分。胎儿舒舒服服地住在里面，通过一根叫脐带的管子，从妈妈的身体里吸收营养、获取氧气，慢慢长大。

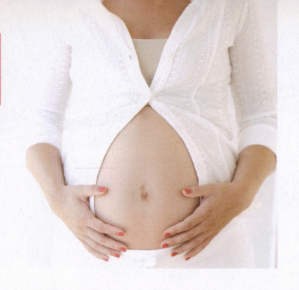

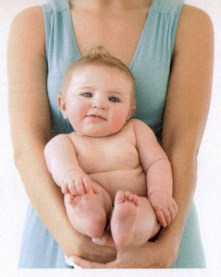

313 胎儿什么时候出生？

大家都听说过"怀胎十月"这个说法吧！按照这个说法算一下，胎儿要在母体里待上大约 300 天才能出生。而实际上，从怀孕到出生，大约需要 280 天。当然，也有少数胎儿在七八个月就出生了，这属于早产现象。

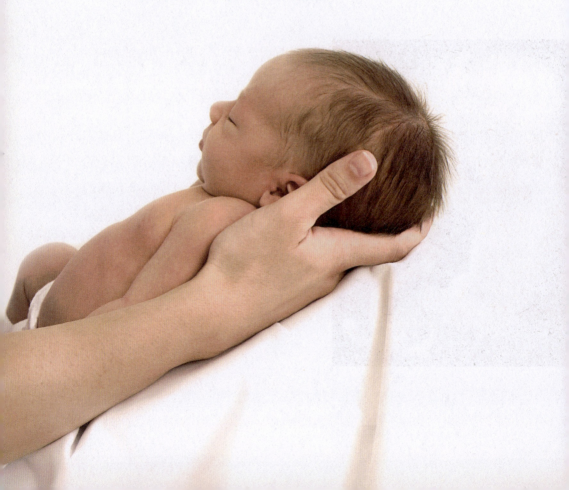

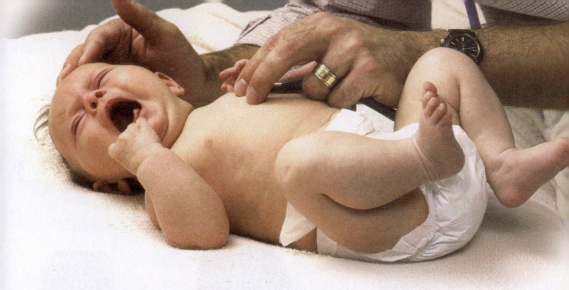

314 刚生下的婴儿为什么哇哇大哭?

胎儿在母体里并不用肺呼吸,而在出生后就要开始独立用肺呼吸了。但是,新生婴儿的呼吸系统还未启用过,处于紧张状态。因此,初次呼吸时,空气刺激声带,婴儿就会发出类似于哭的声音。

315 肚脐眼是怎么来的?

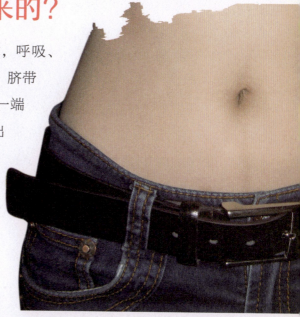

胎儿在妈妈的肚子里时,呼吸、吃喝都是通过脐带来完成的。脐带的一端与母体的胎盘相连,一端与胎儿的肚子相连。胎儿出生后,脐带就失去了作用,医生会把脐带剪断,于是婴儿的肚子上就永远留下了这个痕迹——肚脐眼。

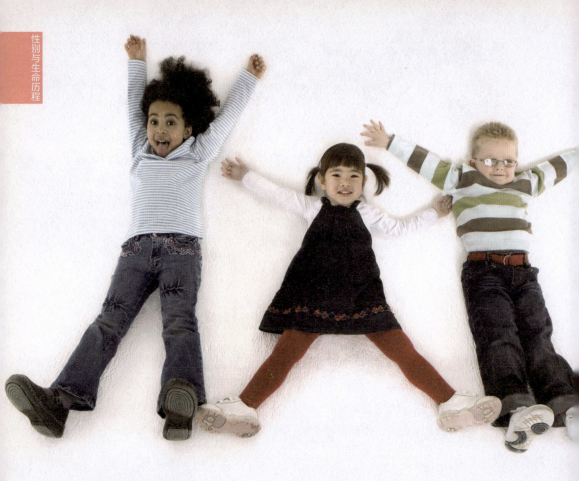

成长之谜

316 我们为什么长得既像爸爸又像妈妈？

　　这是因为人体细胞中都含有染色体，而染色体又是由一系列被称为基因的小段物质构成的。人最初都是由受精卵增殖发育而成的，而生成受精卵的精子和卵子分别来自父亲和母亲。受精卵里蕴藏了大量具有父母特征的基因，而子女会按照这些特征发育成长，这样就出现了孩子某个地方像父亲、某个地方像母亲的情况。

317 为什么每个人的模样都不同?

　　人的相貌总是千差万别，各不相同。造成这种差异的原因主要是，人在成长发育的过程中，伴随着细胞的增殖，会按照染色体上的基因来生长，表现遗传特征。并且基因还会重新排列组合，不同的遗传基因组合就会形成不同的特征，由此导致万人万相。

318 高个子的父母为什么会生出矮个子的孩子?

　　人的身高主要受遗传因素的影响，而能够决定人身高的基因有好几个。如果父母遗传给孩子的长高基因多些，孩子就会高些；相反，就矮些。同时，人的身高还受气候、运动、睡眠和营养状况等的影响。所以，高个子的父母也会有矮个子的孩子。

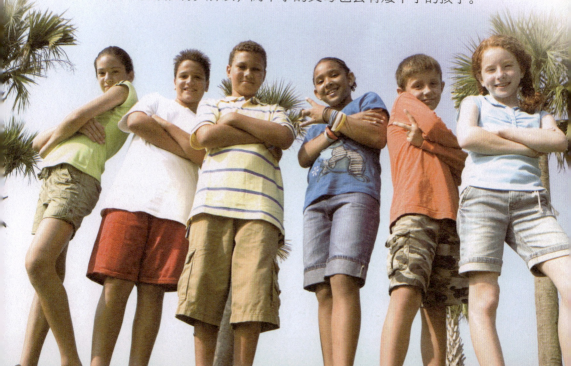

319 青春期是从什么时候开始的？

青春期是人体最富有变化的时期，男孩和女孩的身高、体重、体形以及性器官在此期间会发生一系列显著的改变。例如，男孩身材变得魁梧，声音变得低沉；女孩身材变得丰满，声音变得尖脆。女孩的青春期一般是从 12 岁左右开始，男孩则要比女孩晚 1~2 年才进入青春期。

320 人为什么会衰老？

地球上的一切生物都会衰老，这是自然规律，人也不例外。衰老的机理很复杂，目前仍在探索中。有科学家认为，机体新陈代谢经常产生一些有毒物质，它们长期累积起来会使机体慢性中毒，从而引起衰老。还有科学家认为，人的免疫机能会随着年龄的增加而逐渐减退，由此导致衰老。也有人认为，当人体到一定阶段时，脑垂体会分泌出一种致命的激素，会减少耗氧量，干扰甲状腺的新陈代谢，导致衰老。

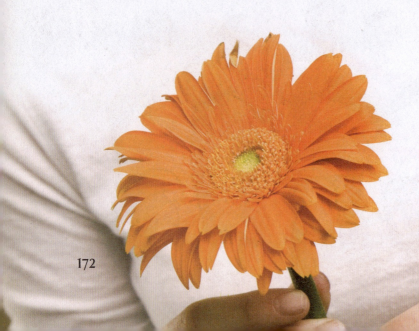

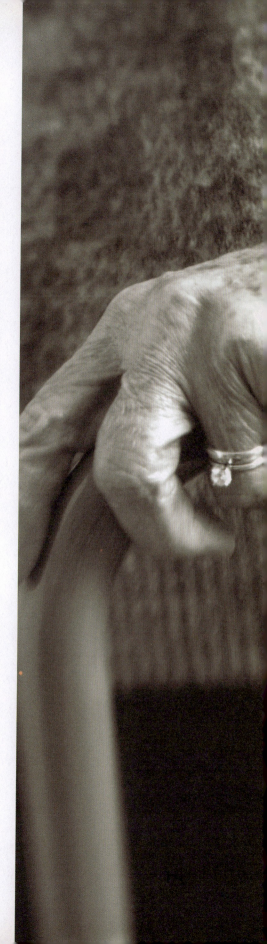

321 人类为什么活不到"自然寿命"？

  据现代生物学家推算，人类的自然寿命至少可以达到 100 岁，但是没有几个人能活到这个岁数，原因很复杂。比如，人类直立行走加重了脊椎的负担，而大脑的高位运动容易引起缺血、缺氧，导致脑和心血管的疾病。另外，人的呼吸方式限制了肺活量，再加上现在舒适的生活环境和精致的饮食，使得人类的吞食能力、消化功能也越来越差。

图书在版编目（CIP）数据

你不可不知的十万个人体之谜 / 禹田编著 . 一昆明：
晨光出版社，2022.3
ISBN 978-7-5715-1317-7

Ⅰ.①你… Ⅱ.①禹… Ⅲ.①人体－少儿读物 Ⅳ.
① R32-49

中国版本图书馆 CIP 数据核字（2021）第 222264 号

NI BUKE BUZHI DE SHIWAN GE RENTI ZHI MI

你不可不知的十万个人体之谜

禹田 编著

出 版 人　杨旭恒

选题策划　禹田文化
项目统筹　孙淑婧
责任编辑　李 政　常颖雯
项目编辑　张 玥　石翔宇
装帧设计　尾 巴
内文设计　王 锦

出　　版　云南出版集团　晨光出版社
地　　址　昆明市环城西路 609 号新闻出版大楼
邮　　编　650034
发行电话　（010）88356856　88356858
印　　刷　宝蕾元仁浩（天津）印刷有限公司
经　　销　各地新华书店
版　　次　2022 年 3 月第 1 版
印　　次　2022 年 3 月第 1 次印刷
开　　本　170mm×250mm　16 开
印　　张　11.25
字　　数　135 千字
I S B N　978-7-5715-1317-7
定　　价　29.80 元